嗜酸性粒细胞性食管炎的诊断与治疗

日本《胃与肠》编委会　编著

《胃与肠》翻译委员会　译

辽宁科学技术出版社
·沈阳·

Authorized translation from the Japanese Journal, entitled

胃と腸　第 53 巻 第 3 号
ISSN: 0536-2180
編集：「胃と腸」編集委員会
協力：早期胃癌研究会
Published by Igaku-Shoin LTD., Tokyo Copyright © 2018

图书在版编目（CIP）数据

嗜酸性粒细胞性食管炎的诊断与治疗 / 日本《胃与肠》编委会编著；《胃与肠》翻译委员会译 .—沈阳：辽宁科学技术出版社，2021.12
　　ISBN 978-7-5591-2111-0

　　Ⅰ . ①嗜… Ⅱ . ①日… ②胃… Ⅲ . ①嗜酸性细胞—食管炎—诊疗 Ⅳ . ① R571

中国版本图书馆 CIP 数据核字 (2021) 第 123065 号

出版发行：辽宁科学技术出版社
　　　　　（地址：沈阳市和平区十一纬路25号　邮编：110003）
印　刷　者：辽宁新华印务有限公司
经　销　者：各地新华书店
幅面尺寸：182 mm × 257 mm
印　　张：7.25
字　　数：200 千字
出版时间：2021 年 12 月第 1 版
印刷时间：2021 年 12 月第 1 次印刷
责任编辑：丁　一
封面设计：袁　舒
版式设计：袁　舒
责任校对：夏庆民

书　　号：ISBN 978-7-5591-2111-0
定　　价：98.00 元

编辑电话：024-23284354
E-mail：lkbjlsx@163.com
邮购热线：024-23284502

胃与肠官方微信：15640547725

目　录

病例

病史3年呈胃腺窝上皮化生的十二指肠 Brunner腺错构肿瘤病例1例

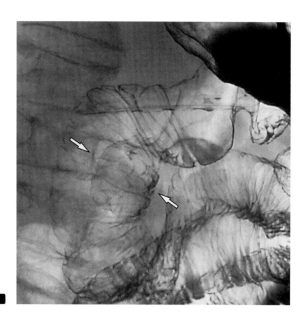

图1

患　者：为70多岁的女性。

主　诉：易疲劳感。

现病史：在3年前的筛查中，十二指肠发现黏膜下肿瘤(submucosal tumor;SMT)，建议第二年复查，但患者没有接受检查。本次因为出现疲劳感，去医院接受了附近医生的诊断，通过采血发现Hb3.1g/dl贫血。在内镜检查中，十二指肠发现出血，来笔者所在医院继续诊治。

十二指肠X线造影所见　发现十二指肠球部基底部的有蒂病变，头部发现结节成簇状凹凸(图1，黄箭头)。

内镜观察　3年前的内镜检查发现，从上十二指肠角的对侧开始的被正常绒毛黏膜覆盖的15mm大的有蒂病变(图2)。3年后该病变增加了30mm(图

3a，b)。病变的绒毛构造消失，平坦的部位和存在胃腺窝上皮化生的部位等混合在一起(图3c，蓝箭头)，顶部观察到深度凹陷的开口(图3d，黄箭头)。

超声内镜观察　用12MHz的超音波直径探测，在茎部发现了清晰的第一、二层(图4a，黄色箭头)。头部层结构消失，在等回声肿瘤内可见混乱的低回声(图4b，黄色箭头)。

临床经过　根据上述图像，怀疑是Brunner腺引起的病变。判断可以进行内镜切除，在充分说明和同意的基础上，进行了内镜黏膜下层剥离术。

病理组织学的表现　病变为35mm×30mm×30mm，肿瘤内部发现Brunner腺增生和树枝状增生的平滑肌纤维，诊断为Brunner腺错构瘤。图3a的虚线部分的病理标本显示在图5上。表层黏膜被糜烂的

菊池 英纯[1]　羽贺 敏博[2]　三上 达也[3]　宫泽 邦昭[1]　泽谷 学　平贺 宽人　珍田 大辅
樱庭 裕丈　下山 克　鬼岛 宏[2]　福田 真作[1]
[1] 弘前大学大学院医学研究科消化器血液内科学讲座　　[2] 同 病理生命科学讲座　　[3] 弘前大学医学部附属病院光学医疗诊疗部

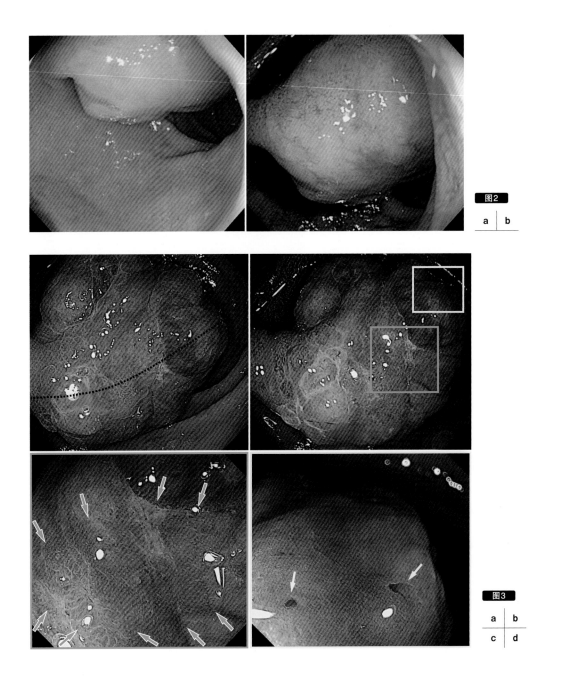

图2

a | b

图3

a | b
c | d

MUC5AC阳性的胃腺窝上皮覆盖(**图5b**)。胃腺窝上皮化生在基层只有表层腺管的一部分,而表层则全部被置换。肿瘤表层血管新生也很明显,被认为是出血的原因。

总结

    Brunner腺从十二指肠球部开始存在于乳头黏膜固有层深部及黏膜下层,从绒毛的隐窝底部的开口部分泌碱性粘液。Brunner腺过度形成是指只有腺组织的增殖, Brunner腺错构中包含平滑肌组织、脂肪组织等构成成分的增生混在一起。在这些Brunner腺病变中,报告显示表层伴有胃腺窝上皮化生[1],可以成为推测SMT的构成组织有用的证据[2]。表层血管新生是造成出血主要原因,也被认为是在出血、贫血中经常被发现的本症的特征。

    这个例子观察了经过三年后的形态变化。伴随Brunner腺病变的开口部和胃腺窝上皮化生的表现,在识别SMT方面可被认为是重要的见解。

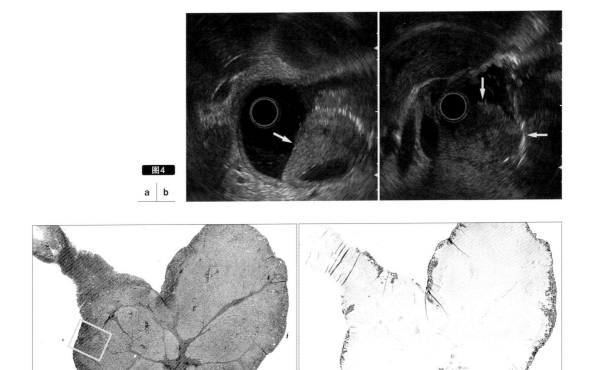

图4
a | b

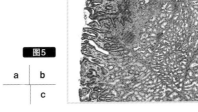

MUC5AC

图5
a | b
    | c

参考文献

[1] 服部行紀, 松原亜季子, 関根茂樹, 他. 十二指腸の腫瘍・腫瘍様病変の病理診断―腫瘍様上皮性病変とそれら由来の腫瘍の病理学的特徴. 胃と腸　46：1596-1603, 2011

[2] 原田英, 藏原晃一, 大城由美, 他. NBI併用拡大観察が有用であったBrunner腺由来の十二指腸癌の1例. 胃と腸　51：1617-1625, 2016

（2016年12月度早期胃癌研究会症例）

序言　嗜酸性粒细胞性食管炎的诊断与治疗

嗜酸性粒细胞性食管炎疾病概念的变迁

春间 贤[1-2]

| **关键词**　嗜酸性粒细胞性食管炎　历史　诊断

[1] 淳风会医疗诊疗部　E-mail：kharuma@med.kawasaki-m.ac.jp
[2] 淳风会医疗诊疗部·川崎医疗福祉大学　地址：仓敷市松岛 577(701-0192)

疾病概念的变迁

近年来，嗜酸性粒细胞性食管炎(eosinophilic esophagitis, EoE)的发病率在日本逐渐增加，笔者在参加2005年5月在芝加哥召开的第106届美国消化器官病年会期间第一次了解了这种疾病。这是一种与过敏，特别是食物过敏有关的疾病，不仅见于成人，儿童也会被累及，让人惊讶的是这种疾病会因狭窄而导致患者吞咽障碍。

回到日本后，笔者以EoE为关键词在PubMed上搜索显示，虽然从20世纪60年代开始这种疾病就已经在国外进行了报告，但当初的报告认为这种病只是嗜酸性粒细胞性肠胃炎(eosinophilicgastrenteritis, EGE)的食管病变[1-5]。EoE一词是1978年由Landres等[6]最初报道，病例为一44岁男性患者，主诉心窝部疼痛，经食管内压检查后EoE被认为是重型贲门失弛缓症。Landres等[6]报道前，1977年Dobbins等[2]报道认为EGE的部分病变是食管发生嗜酸性粒细胞浸润。

最初，EoE多作为EGE的食管的病变报道[1-5]，之后，因为表现为食管的嗜酸性粒细胞浸润为特点的病理变化，研究者们认为EoE是病毒感染、寄生虫、反流性食管炎、Crohn病、嗜酸性粒细胞增多症的局部表现、血管炎等疾病的继发表现。之后，1980年代后期到1990年间，只局限于食管病变的EoE的报道逐渐增加，EoE才被认为是一种独立的疾病[7-9]。

EoE的报告开始增加的最初，由于带来吞咽障碍的症状，人们关注于食管狭窄的原因，因此很多研究聚焦食管X线造影检查的方法的研究[3,7]。之后，上消化管内镜检查(esophagogastroduodenoscopy, EGD)的特征性内镜表现和食管活检组织中可见嗜酸性粒细胞浸润等证据，确立了EoE的诊断标准，疾病的长期随访特点也有了报道[9]。

欧美国家反流性食管炎、炎症性肠炎、大肠癌等疾病的发病率增加，随着时间的推移，这些疾病在日本的发病率也一定会增加。因此，日本认为EoE在本国的发病率也会增加，但自2005年知道EoE的存在后，经过数年才有了EoE疾病的相关经验。之后，在冈山县仓敷地区尝试对EoE疾病进行统计，发现只是少数病例聚集发生，但EoE仍然是罕见的疾病。

另一方面，在2005年芝加哥的美国消化器官病年会中，偶然一起听讲EoE的发表的是在本刊上也执笔了的岛根大学第二内科的木下芳一医生。在那之后，木下医生作为"嗜酸性粒细胞性消化管疾病、重症持续型EoE的基本治疗、多种食物同时去除疗法的诊疗体制构建相关研究班"(研究代表：野村伊知郎(国立成育医疗研究中心免疫过敏·感染研究部及过敏科)"的成员从事研究，在日本进行了EoE的调查统计。从这项研究成果中，笔者也感觉到，EoE的发病率在日本也确实增加了。

关于笔者所在的仓敷地区EoE发病例数低的原因，恐怕也和仓敷地区的医生对EoE的关心度不足、诊断能力不足、有无食管活检等因素有关。笔者在综合医院、体检中心甚至是在地区医院每周进行4次内镜检查，但即使是笔者的经验和能力，能诊断出的EoE病例也很少。但是，从2016年开始，诊断的病例一下子增加了，笔者自

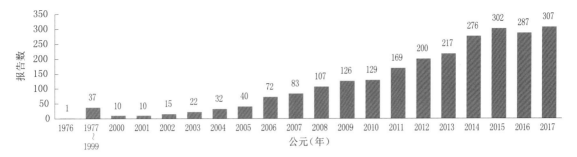

图1 PubMed检索的EoE文献数量的变化（1976-2017）。

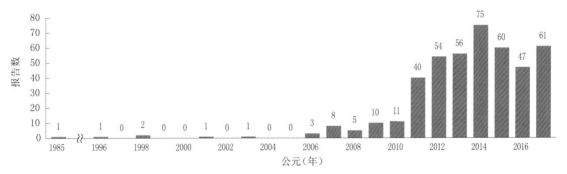

图2 《医学中央杂志》检索的EoE文献数量的变化（1985-2017）。

已在 2017 年也诊断了近十例 EoE。

根据 PubMed 和《医学中央杂志》（提供日本国内医学论文信息的网络检索服务）上的数据，**图1** 和**图2** 显示以 EoE 为关键词检索的文献数量的变化。PubMed 检索呈上升趋势，可以看出 EoE 是受到世界关注的疾病。另一方面，在日本的《医学中央杂志》的检索中，2010 年之前 EoE 文献数量很少，但 2011 年以后一下子增加了。《医学中央杂志》检索日本最早的 EoE 病例报道是 1998 年堀木等[10]报道的 1 例主诉为吞咽障碍的 60 多岁的男性患者，本病例仅限于食管的嗜酸性粒细胞浸润，CT 检查可见中下食管壁厚，质子泵抑制剂（PPI）治疗无效但改用类固醇药物后获得了效果，因此被认为是 EoE 的确诊病例。之后日本 EoE 病例论文报道中，2006 年 Furuta 等[11]报道的 60 多岁男性病例，2011 年 Abe 等[12]的论文又报道了 12 例 EoE 患者的临床特点。至此，从堀木等[10]的最初文献开始已经过了相当长的一段时间。日本和欧美的文献相比较，男性的发病率高是共通的特点，但是小儿食管狭窄的病例在日本报道很少。另外，如上所述，提出了特征性的内镜表现，食管活检嗜酸性粒细胞浸润被认为是诊断的基本条件，无症状病例只在日本得到了承认。

一般来说，EoE 是一种在黏膜下层和肌层中出现显著的嗜酸性粒细胞浸润并诱发组织纤维化的疾病，从病程上看 EoE 是因食管运动功能低下而导致吞咽障碍，进而出现食管狭窄的进行性疾病。在日本，随着 EoE 的疾病概念渐渐被人熟知，被发现的病例也在增加。另外，在日本因为胃癌筛查的原因，EGD 的检查可以很容易进行，因此没有自觉症状的病例、轻症病例，特别是成人 EoE 病例确诊得比较多。因为没有对无症状者进行 EGD，所以在日本以外国家和地区，无症状的 EoE 基本上不存在。在日本被广泛认可的无症状 EoE，是否和带来吞咽障碍和食管狭窄的欧美 EoE 是同样的疾病，至今仍不完全清楚。

约半数的 EoE 患者有过敏史，其过敏原因是食物和大气污染引起的过敏反应[13-15]。另外，不同人种 EoE 的发生频率存在差异，幽门螺杆菌 *H.pylori*（*Helicobacter pylori*）感染和萎缩性胃炎的有无则与其发病率呈负相关[16]。令人感兴趣的是，近年来 EoE 增加的原因可能与因食物过敏等过敏性疾病的发生增加而增加、以年轻人为主的人群

*H.pylori*感染率降低、或胃酸反流到食管等因素有关。

EoE的诊断标准

在消化管黏膜上确认嗜酸性粒细胞浸润的疾病被称为嗜酸性粒细胞性胃肠炎（eosinophilic gastronestinal disorders, EGID），EGID是日本厚生劳动省指定的98种难治疾病之一。EGID包括新生儿~婴儿期因食物蛋白引发肠胃炎和幼儿~成人罹患的EoE、EGE。特别是从20世纪90年代末开始，新生儿~婴儿期的患者急剧增加。EoE在欧美的发病率很高，在日本则以EGE患者多见。厚生劳动省确定的EoE的诊断标准是有吞咽障碍等自觉症状、高倍镜视野下在食管活检组织标本中确认嗜酸性粒细胞个数在15个以上。

日本EoE的诊断标准基本上与欧美的诊断标准类似。但是，在日本发现了很多满足内镜所见和食管活检的嗜酸性粒细胞浸润个数的诊断条件、但没有自觉症状的病例，文献报道认为广义的EoE也包括这些病例。另外，由胃酸反流引起的病例、经PPI给药改善的病例，可能需要从EoE中排除。欧美已经制定了EoE的相关指南[17-20]，可做参考。

本书目的

EoE是近年来不断增加的新疾病，其疾病形态还有很多未明之处。本书是日本第一个对EoE进行了详细研究的特集。本书介绍了EoE的基本概念，内镜所见和病理组织诊断，现在确立的治疗等，同时将放大内镜通过镜检的诊断、在日本国内多地检查发现的EoE的疾病、通过超声内镜检查的食管黏膜的全层性评价和食管内压的食管运动功能的评价等作了报道，还描述了与小儿病例和Crohn病合并的EoE病例的特点。希望能帮助大家了解此病。

参考文献

[1] Ureless AL, Aischibaja T, Locico D, et al. Idiopathic eosinophilic infiltration of the gastrointestinal tract, diffuse and circumscribed. Am J Med　30：899–909, 1961

[2] Dobbins JW, Sheahan DG, Behara J. Eosinophilic gastroenteritis with esophageal involvement. Gastroenterology　72：1312–1316, 1977

[3] Picus D, Frank PH. Eosinophilic esophagitis. AJR Am J Roentgenol　136：1001–1003, 1981

[4] Matzinger MA, Daneman A. Esophageal involvement in eosinophilic gastroenteritis. Pediatr Radiol　13：35–38, 1983

[5] Feczko PJ, Halpert RD, Zonca M. Radiographic abnormalities eosinophilic esophagitis. Gastrointestinal Radiol　10：321–324, 1985

[6] Landres RT, Kuster GG, Strum WB. Eosinophilic esophagitis in a patient with vigorous achalasia. Gastroenterology　74：1298–1301, 1978

[7] Vitellas KM, Bennett WF, Bova JG, et al. Idiopathic eosinophilic esophagitis. Radiology　186：789–793, 1993

[8] Attwood SE, Smyrk TC, Demeester TR, et al. Esophageal eosinophilia with dysphagia. A distinct clinicopathologic syndrome. Dig Dis Sci 38：109–116, 1993

[9] Straumann A, Spichtin HP, Grize L, et al. Natural history of primary eosinophilic esophagitis：A follow–up of 30 adult patients for up to 11.5 years. Gastroenterology　125：1660–1669, 2003

[10] 堀木紀行, 丸山正隆, 藤田義幸, 他. CT上著明な食管壁肥厚を認めた好酸球性食管炎の1例. 日消誌　95：769–776, 1998

[11] Furuta K, Adachi K, Kowari K, et al. A Japanese case of eosinophilic esophagitis. J Gastroenterol　41：706–710, 2006

[12] Abe Y, Iijima K, Ohara S, Koike T, et al. A Japanese case series of 12 patients with esophageal eosinophilia. J Gastroenterol 46：25–30, 2011

[13] Yan BM, Shaffer EA. Eosinophilic esophagitis：a newly established cause of dysphagia. World J Gastroenterol　12：2328–2334, 2006

[14] Simon D, Straumann A, Schoepfer AM, et al. Current concepts in eosinophilic esophagitis Allergo J Int　26：258–266, 2017

[15] Kinoshita Y, Ishimura N, Mishiro T, et al. Diagnosis and treatment of eosinophilic esophagitis in Japan. Esophagus　14：66–75, 2017

[16] Sonnenberg A, Dellon ES, Turner KO, et al. The influence of Helicobacter pylori on the ethnic distribution of esophageal eosinophilia. Helicobacter　22：e12370, 2017

[17] Dellon ES, Gonsalves N, Hirano I, et al. ACG clinical guideline：Evidenced based approach to the diagnosis and management of esophageal eosinophilia and eosinophilic esophagitis（EoE）. Am J Gastroenterol　108：679–692, 2013

[18] Papadopoulou A, Koletzko S, Heuschkel R, et al. Management guidelines of eosinophilic esophagitis in childhood. J Pediatr Gastroenterol Nutr　58：107–118, 2014

[19] de Bortoli N, Penagini R, Savarino E, et al. Eosinophilic esophagitis：update in diagnosis and management. Position paper by the Italian Society of Gastroenterology and Gastrointestinal Endoscopy（SIGE）. Dig Liver Dis　49：254–260, 2017

[20] Lucendo AJ, Molina–Infante J, Arias Ã, et al. Guidelines on eosinophilic esophagitis：evidence–based statements and recommendations for diagnosis and management in children and adults. United European Gastroenterol J　5：335–358, 2017

嗜酸性粒细胞性食管炎的流行病学特点和诊断标准

木下 芳一[1]
石原 俊治
石村 典久
足立 经一[2]

摘要●嗜酸性粒细胞性食管炎的发病与环境因素有很大关系、是一种食物抗原诱发的慢性过敏疾病。和其他过敏疾病一样, 疾病概念在1990年代确立后以欧美为中心急剧增加, 在日本也有增加。日本患者中30～50岁的年轻男性居多。随着对疾病的理解而反复修改, 海外制定了各种各样的意见报告和诊疗指导方针。日本厚生劳动省的研究小组也在2015年修订了诊断方针。食管相关症状的存在和食管黏膜上皮层中嗜酸性粒细胞浸润的存在是必须的诊断标准, 不一定必须有对质子泵抑制药治疗抵抗。在日本有很多轻症的例子, 常因内镜检查时发现了特征性表现而诊断。

关键词　吞咽障碍　过敏反应　嗜酸性粒细胞　质子泵抑制剂　免疫

[1] 岛根大学医学部第二内科　地址：(693-8501)出云市盐冶町89-1
　　E-mail：kinosita@med.shimane-u.ac.jp
[2] 岛根县环境保健公社综合体检中心

前言

嗜酸性粒细胞性食管炎是以食管黏膜上皮层多个持续以嗜酸性粒细胞为中心的炎症细胞浸润的慢性疾病, 患者持续出现吞咽障碍、胸部堵塞感、胸闷等症状。血液检查中嗜酸性粒细胞增加的病例不多, 目前也未发现对诊断有用的血液生物标志。在内镜检查中, 如果发现有特征性的纵行槽、指环状改变、白斑等特征, 可以强烈怀疑本病。在活检组织标本的病理组织学研究中, 可以确定食管上皮层中嗜酸性粒细胞的浸润, 嗜酸性粒细胞多在上皮层的表面, 可以形成细胞簇, 有脱颗粒像等特征。几年前, 5000例上消化道内镜检查(esophagastroduodenoscopy, EGD)中仅有一例嗜酸性粒细胞性食管炎患者, 但最近其数量呈增加趋势, 200~1000例EGD中即可发现一例患者[1]。

本文在对目前关注的嗜酸性粒细胞性食管炎的发病形态进行解读的基础上, 阐述了从其疾病流行病学特征, 并对目前使用的诊断标准和其中使用的数字、语句进行说明。最后, 明确了诊断嗜酸性粒细胞性食管炎时需要鉴别的疾病。

嗜酸性粒细胞性食管炎的发病机制

嗜酸性粒细胞性食管炎的发病包括遗传因素和环境因素。像家族性大肠腺瘤这类遗传因素较大的疾病, 这种疾病的家族内聚集性患者很多, 环境因素不影响其发病。而像流行性感冒那样受环境因素影响的疾病, 如果环境因素调整的话, 大部分人都会发病[2]。由此可见, 笔者认为遗传因子对于疾病的发病是很重要的。因此, 为明确遗传因素与环境因素的关联比例为目的, 在相同遗传负荷的同卵双生儿和遗传负荷不同但环境负荷相似的双卵双生儿为对象, 进行双生子兄弟姐妹之间的发病风险进行了比较试验。结果认为, 嗜酸性粒细胞性食管炎的发病与环境因素的关联度为80%左右, 遗传因素的关联度为20%左右。

1. 遗传因素

为了明确遗传性负荷, 通过全基因组关联研究 (genome-wide association study)显示, 与Th2型免疫反应的诱导有关的胸腺基质淋巴细胞生成素 (thymic stromal lymphopoietin, TSP)和胞浆钙激活半胱氨酸蛋白酶 (cyosolic calcium-activated cysteine proteease)、在食管中高表现的钙蛋白酶14 (calpain 14)的遗传因子关联单核苷酸多态性SNP (single nucleateide polymorphism)是与嗜酸性粒细胞性食管炎的发表相关因素[3]。Th2型的免疫反应和Th1型的免疫反应有相互抑制的关系, Th1型的免疫反应强烈的话, Th2型的免疫反应很难发生。很多细菌感染症引起Th1型免疫反应、抑制Th2型免疫反应, 在不易被细菌感染难的环境中生活的人, 容易发生基于Th2型免疫反应的哮喘和过敏性鼻炎。嗜酸性粒细胞性食管炎也有与之类似的发病原因。此外, 嗜酸性粒细胞性食管炎病例中80%左右的患者是30~50岁的男性, 因此认为男性容易发病的遗传因素, 性激素的差异受到关注。

2. 环境因素

嗜酸性粒细胞性食管炎容易在春天到秋天的温暖季节里发病, 有人建议可以关注空气中的霉菌和花粉的存在是否与发病有关。事实上, 在实验性地对嗜酸性粒细胞性食管炎鼠模型的情况下, 鼻纵横黏膜反复点曲霉抗原诱发嗜酸性粒细胞性食管炎。对于嗜酸性粒细胞性食管炎患者, 转换成无食物抗原的特医食品等完全成分营养食品一个月左右后, 在大部分病例中显示嗜酸性粒细胞性食管炎就会得到缓解[4]。这表明引发嗜酸性粒细胞性食管炎的过敏反应是饮食。但是, 引起疾病反应的不是食物, 而是空中抗原, 当然也不能否认是与食物抗原交叉抗原性的可能性。

3. 病理变化

这些遗传因素和环境因素叠加在一起, 被认为是嗜酸性粒细胞性食管炎的发病因素, 但是实际上在食管黏膜上发生的病变特点, 是通过使用食管黏膜的活检组织的mRNA的微阵列分析可以看出的。

1) Th2型免疫反应

嗜酸性粒细胞性食管炎患者的食管黏膜, 产生了比正常人更多的与Th2型免疫反应有关的蛋白质, 比如IL-5, IL-13, IL-33, eotaxin3, periostin, MMP等物质, 这些物质与嗜酸性粒细胞的产生增加和浸润有关, 其中与组织纤维化有关的蛋白成分很多。相反, 诸如filaggrin、involucrin、claudin 10、desmoglein1等与细胞粘连和抑制上皮层透明度有关的分子正在减少[5]。

也就是说, 在嗜酸性粒细胞性食管炎患者的食管黏膜上, 由于食物抗原的原因, 产生了以Th2型淋巴球为中心的免疫反应, 产生了IL-5。接着嗜酸性粒细胞在骨髓中大量产生, IL-13在食管扁平上皮细胞中活化并使之产生分泌的eotaxin3引起嗜酸性粒细胞在食管黏膜上皮的浸润。另外, IL-13在上皮细胞中产生的periostin可以活化纤维芽细胞、引起纤维化, 经过长时间就会引起食管狭窄。另外, IL-13抑制上皮细胞的filaggrin、involucrin、claudin 10、desmoglein1等的产生, 使上皮膜的透过性亢进, 食物抗原越过上皮容易侵入黏膜固有层和黏膜下组织, 持续发生炎症反应。嗜酸性粒细胞引发的食管炎得到缓解后, 这些食管黏膜的变化会正常化, 所以与其说是嗜酸性粒细胞食管炎的病因不如说是病理变化。

2) 胃酸的逆流

食物抗原侵入食管黏膜内诱导Th2型免疫时, 需要食管黏膜的透过性增加, 以便食物抗原足以侵入黏膜。作为导致这种食物抗原侵入的食管黏膜伤害的诱发因子, 胃酸在生理范围内的逆流被研究者们关注。在pH2左右的盐酸和酸性条件下, 胃内大量存在高蛋白分解酶活性的肽, 即使是正常人一天中也会发生1小时左右的食管内逆流的状态。食管中胃液逆流, 即使没有自觉症状, 食管黏膜上也会形成小糜烂，黏膜表面被消化而受伤，黏膜的透过性亢进。实际上，在食管内胃液容易逆流的病例中，文献显示食管黏膜的透过性低的食管黏膜的阻抗基础值也低[6]。服用丙酮泵抑制剂（proton pump inhibitor, PPI）和BonoPlazan等更强力的胃酸分泌抑制药物治疗，60%左右的嗜酸性粒细胞性食管炎患者可以成为缓解状态[7]。也就是说，胃液的食管内逆流伤害食管黏膜引起食管黏膜的透过性增加，食物抗原侵入黏膜产生Th2型免疫反应。与此同时，通过IL-13下调了上皮黏附因子的产生，对食物抗原的渗透性持续增加。

嗜酸性粒细胞性食管炎好发于30~50岁的男性，男性的胃酸分泌能力比女性高，这可能是嗜酸性粒细胞性食管炎发病男性较多见的原因。女性到了老年胃酸分泌能力和年轻时一样，而男性随着年龄的增长胃酸分泌能力会下降。70岁左右的老年人，男性和女性的胃酸分泌能力相似，而嗜酸性粒细胞性食管炎的发病风险就没有差别了[8]。另外，有报告显示，观察嗜酸性粒细胞性食管炎的炎症强度，相比食管口侧，更容易受到胃酸逆流影响的食管肛门侧炎症表现更强[9]。这些证据提示胃酸与嗜酸性粒细胞性食管炎的发病有关。

4. 发生机制的假说

汇总这些病因、病态来推定嗜酸性粒细胞性食管炎的发病机制假说。嗜酸性粒细胞性食管炎的发病，首先，患者具有容易引起Th2型免疫反应的遗传因素，在不易诱发Th1型免疫反应、难以被细菌感染的环境中生活，通过霉菌、花粉等空气中的抗原和食物成分等经皮或经气道诱发免疫反应。成人后胃酸分泌能力变高，而且在生理状况中，一天中约有1小时左右出现胃液食管反流，实际上食管黏膜，特别是食管肛门侧的黏膜由于胃酸逆流而导致上皮细胞的间隙变大，黏膜阻抗降低，黏膜通透度提高。并且，酸刺激提高了食管黏膜上皮细胞eotaxin3，IL-8，MCP-1（monocyte cheemotactic prootein-1)的产生，形成了容易发生嗜酸性粒细胞的炎症细胞食管黏膜浸润的环境[10]。因此，胃酸分泌能力高、胃酸逆流的频率和程度比女性高的中年男性，比女性更容易得嗜酸性粒细胞性食管炎。在

食管黏膜的通透度提高的状态下，被摄入的食物抗原诱发免疫反应，食物抗原通过通透性高的食管黏膜与免疫系统接触，诱发Th2型免疫反应，产生IL-5，IL-13，eotaxin3，periostin等，促进嗜酸性粒细胞的进一步浸润和炎症发生纤维化。此外，由于IL-13等作用，参与filaggrin、involucrin、claudin 10、desmoglein1等细胞间粘连的分子的产生降低，食管黏膜的通透度亢进，形成越来越容易受到抗原刺激的状态，从而导致慢性嗜酸性粒细胞性炎症持续确定。

国外流行病学

嗜酸性粒细胞性食管炎是一个比较新的疾病概念，1993年的文献第一次明确提出这个疾病概念[11]。但是，从1977年左右开始，在欧美汇总了病例报告和病例的案例系列并报道。此后，到了21世纪，有关此病发病率和流行病特点的文献均急速增加，现在，在美国、丹麦等欧美国家，嗜酸性粒细胞性食管炎成为继食管逆流症之后的高频率诊断食管疾病，最新的报道显示本疾病发病率为10/10万人，流行病学调查为50/10万人左右[12]。有意见认为，这种增加是由于明确了疾病概念，很多医生开始注意到了这个疾病的存在，所以诊断的患者增加了。但是，食管黏膜的活检体的增加数量和嗜酸性粒细胞性食管炎被诊断患者的增加数量的比较研究显示，相比活检数量的增加，诊断嗜酸性粒细胞性食管炎的增加要多得多，此病实际上正在增加[13]。之前提到的以双生儿为对象的研究[2]中显示嗜酸性粒细胞性食管炎发病因素中80%左右是依赖环境因子的结果，认为随着环境变化嗜酸性粒细胞性食管炎和其他过敏疾病一样增加的说法多被接受，在PPI治疗抵抗的反流症状的病例中，有1%～9%的比例存在嗜酸性食管炎。发病以年轻人到60~70岁之间的男性较多，再高年龄的患者则没有性别差异。多项研究表明，幽门螺杆菌感染阳性者中嗜酸性粒细胞性食管炎的患者较少。最近进行的比较非洲、印度、欧洲、美国等9个地区的幽门螺杆菌感染率和嗜酸性粒细胞性食

管炎的感染率的调查显示，*H.pylori*感染率低的地区，嗜酸性粒细胞性食管炎的感染率高，*H.pylori*感染率高的地区，嗜酸性粒细胞性食管炎的感染率低[14]。这是因为*H.pylori*感染容易引起伴随着IFNγ的产生的Th1型免疫反应，存在Th1型刺激很难产生Th2型免疫反应，*H.pylori*感染者很难发生过敏反应，可以认为嗜酸性粒细胞性食管炎的发病风险也可能降低。

在美国的研究中，嗜酸性粒细胞性食管炎多发于寒冷地区、干燥地区，大多病例在农村，城市人群发病有较少的倾向，被诊断的病例多为一年中6~11月份的温暖时期[15, 16]。虽然不知道这些特征在其他地区是否也能看到，但是考虑到嗜酸性粒细胞性食管炎的发病受空中霉菌和花粉的影响，这种环境的影响很容易理解。

日本流行病学

日本本国的数据不太多。首先，虽然没有关于有发病率的历史数据，但正在研究在接受EGD检查的患者中能发现嗜酸性粒细胞性食管炎的例数。2010年岛根县进行的研究发现，每5000例EGD检测就有1例嗜酸性食管炎患者被发现[1]。在欧美，类似研究中嗜酸性粒细胞性食管炎的发现率为1/25~1/20，由此认为与欧美相比，日本嗜酸性粒细胞性食管炎患者较少。然而，到了2016年，在岛根县内发现，每200~1000例EGD检查就会发现1例左右的嗜酸性粒细胞性食管炎[9]。这是由于负责内镜医生对嗜酸性粒细胞性食管炎的诊断能力提高，以及当地居民对本疾病的知识普及等，提高了疾病的发现率。从表面上看，可能是嗜酸性粒细胞性食管炎增多了，但实际上嗜酸性粒细胞性食管炎患者真正增加的可能性也很高。

在本国被发现的患者也和在欧美被发现的患者一样，男性的比例高达70%~80%[17]。到了老年人，男女之间的发病率就没有差别了，这和欧美的报告类似。日本患者好发年龄比欧美稍高，四五十岁左右出现发病高峰。日本*H.pylori*感染阴性者发病较多[18]。在本国的患者中，自觉症状不太强，以

吞咽障碍等自觉症状为主诉到医疗机关就诊，被诊断为嗜酸球性食管炎的例子并不多。*H.pylori*感染者在全世界都在减少，这个减少成为最近嗜酸性粒细胞性食管炎增加的原因之一，一般来说有轻度的自觉症状，但是在生活中可以减慢进食速度，对普通生活的影响不大，但是以胃癌检查为目的接受EGD检查者中，可以发现黏膜纵横沟、白斑、戒环样改变等嗜酸性粒细胞性食管炎特征性的异常，在接受内镜下的活检检查而诊断为嗜酸性食管炎的病例[19, 20]。因此，在胃癌检查中接受内镜检查的机会增多的40~50岁左右患者，被诊断为嗜酸性粒细胞性食管炎的可能性增加。有报告显示诊断季节从春天到夏天比较多，但由于研究病例很少，所以尚未得出结论。合并过敏疾病的病例和来自欧美的报告一样多，半数的嗜酸性粒细胞性食管炎患者多有某种过敏疾病的既往或现在的病史，合并的过敏疾病中最多的是支气管哮喘[17]。

诊断标准

关于嗜酸性粒细胞性食管炎的诊断参考的诊断标准，美国、欧洲的多个学组均有发表[21, 22]。每隔几年进行修改工作，本疾病在世界范围内也是新的疾病，随着医学信息的增加，日本厚生劳动省的研究班2010年在国内首次制定了本疾病的诊断标准，这个标准在2015年进行了修订(表1)。修改后的诊断标准与美国和欧洲的诊断标准大致相同。

表1 嗜酸性粒细胞性食管炎的诊断指南
必要项目
1. 存在食管功能障碍引起的症状。
2. 食管黏膜的活检在黏膜上皮内存在嗜酸性粒细胞的数量有15个/HPF以上（最好进行多处活检）。
参考项目
1. 内镜检查发现食管内有白斑、纵行沟、食管狭窄。
2. 对质子泵抑制剂（PPI）治疗反应不佳。
3. 通过CT扫描或超声波内镜检查发现食管壁肥厚。
4. 末梢血液中发现嗜酸性粒细胞增多。
5. 男性

1. 日本的诊断基准——必要项目

日本2015年修订的诊断标准，正确地说明诊断指征和记载的内容。首先，条件是有被认为是食管引起的吞咽障碍和胸闷等症状。这个标准是以有自觉症状的患者为对象进行内镜检查被认为是在小儿科领域中必须的，或是在检查中无内镜检查的欧美国家中必须的标准。另外，适当的治疗使自觉症状缓解、消失、改善QOL（quality of life），自觉症状应该被作为诊断的必要项目。作为嗜酸性粒细胞性食管炎的治疗目的，为了抑制食管黏膜的慢性炎症和伴随的纤维化，预防在经过长期的过程中出现的食管纤维性狭窄，即使自觉症状不明显，也应诊断为嗜酸性粒细胞性食管炎并尽早抑制长期持续的嗜酸性粒细胞浸润的炎症。在日本，即使无症状或自觉症状非常轻，作为胃癌检查的EGD在胃癌检查中，内镜检查的有用性得到了正式承认，今后胃癌的内镜检查率也会增加。因此，今后如何处理没有自觉症状的嗜酸性食管炎、特别是没有自觉症状的嗜酸性粒细胞性食管炎患者在无治疗状态下的十年以上的长期预后，这些问题需要尽早研究。

第二点诊断的条件是，在食管黏膜的多个地方进行活检进行病理组织检查时，选择在最佳的嗜酸性粒细胞增多的地方，有病理诊断用显微镜400倍的高倍率视野（high power field, HPF）每视野15个以上的嗜酸性粒细胞的食管黏膜上皮层内浸润。2010年的诊断指征中，嗜酸性粒细胞的浸润数量被认为是20个/HPF以上，但是在美国讨论了关于这个截断值应该是多少，欧美的诊断指征从20个/HPF以上变更为15个/HPF以上，日本的诊断指征也改定为15个/HPF以上[23]。之后也讨论了采取几处活检组织可以充分提高组织诊断的灵敏度，其中只有1处活检的诊断灵敏度为50%左右，为了得到90%左右的灵敏度，需要进行5个以上的活检[24]。但是，要进行5个活检一般来说比较困难，所有诊断指南上记载要多处。食管黏膜的纵行沟和白斑的部位是由于嗜酸性粒细胞的黏膜上皮层内浸润较多导致，如果发现这些部位，就应该从这些地方进行活检[25]。另外，与食管的口侧相比，食管肛侧的嗜酸性粒细胞浸润数量更多，在进行多处活检时，食

管下部至少应该进行一处活检组织[9]。在组织诊断中，现在的诊断标准只对嗜酸性粒细胞的浸润数量进行了设置，但在嗜酸性粒细胞性食管炎中，嗜酸性粒细胞的浸润是上皮层的表层存在多个嗜酸性粒细胞聚集的微环境中的绝对数据，同时可以看到嗜酸性粒细胞的脱颗粒，可以看出桅杆细胞的浸润，黏膜基底细胞层的肥厚，可以看到黏膜乳头的延长，黏膜固有层的纤维化等特征，但这些特征是否应纳入诊断标准尚有待研究。

2. 日本的诊断基准——参考项目

作为参考项目，在内镜检查中，可以发现在纵贯沟、白斑、戒环状改变等的异常在嗜酸性食管炎患者中出现频率较高。笔者[25, 26]的研究中，由于嗜酸性粒细胞性食管炎患者中，大部分病例都在内镜检查中发现了这些异常，因此这些特点可以作为参考项目。

参考项目的第二点，列举了PPI的用药也没有疗效。不久前，欧美的诊疗方针中记载，为了诊断为嗜酸性粒细胞性食管炎，患者必须是对PPI治疗无效。与嗜酸性粒细胞性食管炎的症状、内镜所见、具有病理组织像类似，但在PPI治疗中得到病理组织像、内镜所见、自觉症状均缓解时，称为PPI-REE（PPI-responsive esophageal eosinophilia），应与嗜酸性粒细胞性食管炎区别开来[27]。但是，收集嗜酸性粒细胞性食管炎和PPI-REE多个病例，比较两种疾病群之间是否存在差异，发现临床表现、内镜影像、病理组织学特征等都没有差别[28]。而且，在采集两种疾病群的食管黏膜组织提取mRNA，进行了微矩阵比较蛋白表现的研究中发现，两种疾病之间几乎没有差异[29]。另外，在PPI治疗有效的例子中也有在PPI的持续治疗中复发的例子，报告有诊断从PPI-REE变成嗜酸性粒细胞性食管炎的例子[30]。在PPI-REE的例子中进行除去食物抗原是有效的，可以推测出食物过敏与被判定为PPI-REE的例子的发病机制有关。从这样的新证据来看，把嗜酸性粒细胞性食管炎和PPI-REE分开的意义可能不大[31]。在疾病的分类中，从对一种药物的治疗反应性来决定疾病名称也并非经常，PPI-REE可以说是相当例外的疾病分类。因此，学

者们的讨论中建议在最新的欧洲嗜酸性粒细胞性食管炎的诊疗方针中不要使用PPI-REE。日本也希望"对PPI的反应不佳"应保留在诊断标准的参考项目上。

在其他参考项目中，通过CT等可以发现食管壁的肥厚；在末梢血中发现嗜酸性粒细胞增多（频率不高于30%左右）；非老年人患者中男性的患者比女性明显增多（到了老年人就没有男女差别了）。

3. 诊断标准的实际操作

对过敏疾病有史以来的30~50岁的男性患者有吞咽障碍或胸闷症状时，考虑有嗜酸性粒细胞性食管炎的可能性时可进行内镜检查，寻找嗜酸性粒细胞性食管炎特有的纵行沟、白斑、ring（戒环状改变）等特征。如果能发现病变，必须从多个病变部的地方进行活检，同时必须从下段食管进行活检。计算食管上皮层的嗜酸性粒细胞数量，同时也参考嗜酸性粒细胞计数以外的异常状况。在确认大量嗜酸性粒细胞浸润的情况下，必须鉴别嗜酸性粒细胞性食管炎以外的疾病，例如Crohn病和寄生虫疾病等。如果诊断确定为嗜酸性粒细胞性食管炎，治疗的第一选择是有效率60%左右、副作用较少的PPI。以上是嗜酸性粒细胞性食管炎的诊疗方针的操作概略。

必要的鉴别诊断

在诊断嗜酸性粒细胞性食管炎时需要鉴别的疾病，包括寄生虫感染症、Crohn病、嗜酸性粒细胞性肉芽肿性血管炎、GERD，结缔组织病，真菌性食管炎，贲门失弛缓症等食管运动异常疾病。

1. 寄生虫感染症

寄生虫感染症，如果像蛲虫症那样寄生虫局限于肠管内腔感染，一般不会增加嗜酸性粒细胞。但是，异尖线虫感染症，如粪线虫症、蛔虫等幼虫移行症等，一旦寄生虫侵入组织内，末梢血液中的嗜酸性粒细胞就会增多，感染局部的组织内就会出现嗜酸性粒细胞的浸润。食管上段寄生虫感染的频率不高，但在下段食管上偶尔会有异尖线虫的感染。另外，由于存在幼虫转移症，在嗜酸性粒细胞

性食管炎的内镜像不典型时，需要鉴别诊断伴随寄生虫感染而产生的嗜酸性粒细胞浸润的可能性。

2. GERD

众所周知，GERD患者食管黏膜上皮层存在嗜酸性粒细胞的浸润。此外，在GERD合并逆流性食管炎的患者中，存在以下段食管为中心的纵贯的黏膜破坏形成的黏膜糜烂等，可与嗜酸性食管炎的纵贯沟形成鉴别。笔者[25]研究了这一点，证实了逆流性食管炎的纵贯损伤在食管下部右前壁形成的频率高，70%以上的食管糜烂是沿着食管纵贯鳍的顶部形成的。而嗜酸性粒细胞性食管炎的纵贯沟不超出食管纵行鳍的顶部，多形成在鳍与鳍之间的谷间。另外，与反流性食管炎的糜烂相比，嗜酸性粒细胞性食管炎的纵贯沟更容易形成在食管的口侧，形状也更细更长。在这些特征部位处，如果进行嗜酸性粒细胞性食管炎的活检病理诊断，嗜酸性粒细胞性食管炎的黏膜上皮层中会有15个/HPF以上的嗜酸性粒细胞浸润，在GERD中，嗜酸性粒细胞的浸润数量一般在5个/HPF以下，同时也可以看到其他的淋巴细胞和中性粒细胞的浸润。因此，一般来说，嗜酸性粒细胞性食管炎和GERD的鉴别并不困难，但也有嗜酸性粒细胞性食管炎和GERD合并存在的可能，仍需要临床医生注意。

3. 结缔组织病

如果是硬皮病等结缔组织病，食管黏膜就会发生慢性炎症。而且，由于纤维化的发展，食管的运动能力受到阻碍容易引起胃食管反流，容易对食管黏膜造成伤害。另外，唾液腺受到伤害后，唾液引起的食管化学清除能力降低，容易加剧食管黏膜的伤害。在这种情况下，食管出现反流性食管炎的糜烂，或是食管黏膜的炎症细胞浸润。因此，结缔组织病，特别是容易引起食管病变的硬皮症，需要和嗜酸性粒细胞性食管炎进行鉴别。

4. 真菌性食管炎

真菌性食管炎无症状，多在内镜检查时偶然发现。由于食管上形成了多数由真菌形成的白斑，所以很多情况下都是由内镜像诊断出来的，但其中有时会混入以白斑为主要内镜表现的嗜酸性粒细胞性食管炎。内镜检查发现食管内有多处白斑时，

不宜立即诊断为真菌性食管炎，应该进行活检诊断，如果仔细研究嗜酸性粒细胞性食管炎的可能性的话，就不会觉得鉴别诊断有困难。

结语

笔者解释了嗜酸性粒细胞性食管炎的病因和病理特点，也解释了此病的流行病学特征。另外，关于根据流行病学特征制定的嗜酸性粒细胞性食管炎的诊断标准，对其中的文字背景进行了说明。实际工作中使用诊断指征来鉴别GERD并不困难。需要鉴别的食管黏膜疾病在本文也进行了说明。这些均得益于复读诊疗方针。

参考文献

[1] Fujishiro H, Amano Y, Kushiyama Y, et al. Eosinophilic esophagitis investigated by upper gastrointestinal endoscopy in Japanese patients. J Gastroenterol 46：1142–1144, 2011

[2] Alexander ES, Martin LJ, Collins MH, et al. Twin and family studies reveal strong environmental and weaker genetic cues explaining heritability of eosinophilic esophagitis. J Allergy Clin Immunol 134：1084–1092, e1, 2014

[3] Kottyan LC, Davis BP, Sherrill JD, et al. Genome–wide association analysis of eosinophilic esophagitis provides insight into the tissue specificity of this allergic disease. Nat Genet 46：895–900, 2014

[4] Warners MJ, Vlieg–Boerstra BJ, Verheij J, et al. Elemental diet decreases inflammation and improves symptoms in adult eosinophilic oesophagitis patients. Aliment Pharmacol Ther 45：777–787, 2017

[5] Shoda T, Morita H, Nomura I, et al. Comparison of gene expression profiles in eosinophilic esophagitis（EoE）between Japan and Western countries. Allergol Int 64：260–265, 2015

[6] Ravi K, Geno DM, Vela MF, et al. Baseline impedance measured during high–resolution esophageal impedance manometry reliably discriminates GERD patients. Neurogastroenterol Motil 29：e12974, 2017

[7] Ishimura N, Ishihara S, Kinoshita Y. Sustained Acid Suppression by Potassium–Competitive Acid Blocker（P–CAB）May Be An Attractive Treatment Candidate for Patients with Eosinophilic Esophagitis. Am J Gastroenterol 111：1203–1204, 2016

[8] Ishimura N, Owada Y, Aimi M, et al. No increase in gastric acid secretion in healthy Japanese over the past two decades. J Gastroenterol 50：844–852, 2015

[9] Adachi K, Mishiro T, Tanaka S, et al. Suitable biopsy site for detection of esophageal eosinophilia in eosinophilic esophagitis suspected cases. Dig Endosc 28：139–144, 2016

[10] Ma J, Altomare A, Guarino M, et al. HCl–induced and ATP–dependent upregulation of TRPV1 receptor expression and cytokine production by human esophageal epithelial cells. Am J Physiol Gastrointest Liver Physiol 303：G635–645, 2012

[11] Attwood SE, Smyrk TC, Demeester TR, et al. Esophageal eosinophilia with dysphagia. A distinct clinicopathologic syndrome. Dig Dis Sci 38：109–116, 1993

[12] Dellon ES. Epidemiology of eosinophilic esophagitis. Gastroenterol Clin North Am 43：201–218, 2014

[13] Dellon ES, Erichsen R, Baron JA, et al. The increasing incidence and prevalence of eosinophilic oesophagitis outpaces changes in endoscopic and biopsy practice：national population–based estimates from Denmark. Aliment Pharmacol Ther 41：662–670, 2015

[14] Sonnenberg A, Dellon ES, Turner KO, et al. The influence of Helicobacter pylori on the ethnic distribution of esophageal eosinophilia. Helicobacter 22：e12370, 2017

[15] Hurrell JM, Genta RM, Dellon ES. Prevalence of esophageal eosinophilia varies by climate zone in the United States. Am J Gastroenterol 107：698–706, 2012

[16] Jensen ET, Hoffman K, Shaheen NJ, et al. Esophageal eosinophilia is increased in rural areas with low population density：results from a national pathology database. Am J Gastroenterol 109：668–675, 2014

[17] Kinoshita Y, Furuta K, Ishimura N, et al. Clinical characteristics of Japanese patients with eosinophilic esophagitis and eosinophilic gastroenteritis. J Gastroenterol 48：333–339, 2013

[18] Furuta K, Adachi K, Aimi M, et al. Case–control study of association of eosinophilic gastrointestinal disorders with Helicobacter pylori infection in Japan. J Clin Biochem Nutr 53：60–62, 2013

[19] Ishimura N, Shimura S, Jiao D, et al. Clinical features of eosinophilic esophagitis：differences between Asian and Western populations. J Gastroenterol Hepatol 30 Suppl 1：71–77, 2015

[20] Kinoshita Y, Ishimura N, Oshima N, et al. Systematic review：Eosinophilic esophagitis in Asian countries. World J Gastroenterol 21：8433–8440, 2015

[21] Dellon ES, Gonsalves N, Hirano I, et al. ACG clinical guideline：Evidenced based approach to the diagnosis and management of esophageal eosinophilia and eosinophilic esophagitis（EoE）. Am J Gastroenterol 108：679–692, 2013

[22] Lucendo AJ, Molina–Infante J, Arias Á, et al. Guidelines on eosinophilic esophagitis：evidence–based statements and recommendations for diagnosis and management in children and adults. United European Gastroenterol J 5：335–358, 2017

[23] Dellon ES, Speck O, Woodward K, et al. Distribution and variability of esophageal eosinophilia in patients undergoing upper endoscopy. Mod Pathol 28：383–390, 2015

[24] Nielsen JA, Lager DJ, Lewin M, et al. The optimal number of biopsy fragments to establish a morphologic diagnosis of eosinophilic esophagitis. Am J Gastroenterol 109：515–520, 2014

[25] Okimoto E, Ishimura N, Okada M, et al. Specific locations of linear furrows in patients with esophageal eosinophilia. Dig Endosc 29：49–56, 2017

[26] Shimura S, Ishimura N, Tanimura T, et al. Reliability of

symptoms and endoscopic findings for diagnosis of esophageal eosinophilia in a Japanese population. Digestion 90: 49–57, 2014

[27] Liacouras CA, Furuta GT, Hirano I, et al. Eosinophilic esophagitis : updated consensus recommendations for children and adults. J Allergy Clin Immunol 128: 3–20, 2011

[28] Jiao D, Ishimura N, Maruyama R, et al. Similarities and differences among eosinophilic esophagitis, proton–pump inhibitor–responsive esophageal eosinophilia, and reflux esophagitis : comparisons of clinical, endoscopic, and histopathological findings in Japanese patients. J Gastroenterol 52: 203–210, 2017

[29] Shoda T, Matsuda A, Nomura I, et al. Eosinophilic esophagitis versus proton pump inhibitor–responsive esophageal eosinophilia : Transcriptome analysis. J Allergy Clin Immunol 139: 2010–2013, 2017

[30] Dohil R, Newbury RO, Aceves S. Transient PPI responsive esophageal eosinophilia may be a clinical sub–phenotype of pediatric eosinophilic esophagitis. Dig Dis Sci 57: 1413–1419, 2012

[31] Molina–Infante J, Bredenoord AJ, Cheng E, et al. Proton pump inhibitor–responsive oesophageal eosinophilia : an entity challenging current diagnostic criteria for eosinophilic oesophagitis. Gut 65: 524–531, 2016

Summary

Epidemiology and Diagnostic Criteria of Eosinophilic Esophagitis

Yoshikazu Kinoshita[1], Shunji Ishihara, Norihisa Ishimura, Kyoichi Adachi[2]

Eosinophilic esophagitis is a chronic allergic disease caused by food antigens, and its incidence and prevalence are strongly influenced by environmental factors. Its prevalence, as well as other allergic diseases, has increased remarkably in western countries after the establishment of the disease concepts in the 1990's. Similarly, its prevalence appears to have recently increased in Japan. Eosinophilic esophagitis is most frequently found in young males at the age of 30–50 years. Many consensus reports and clinical guidelines have been published in western countries and have been revised with the increasing knowledge of the disease. The Japanese diagnostic criteria have been established and revised in 2015 by the research group established by the Ministry of Health, Labour and Welfare. For the diagnosis of eosinophilic esophagitis, confirming the presence of esophageal symptoms and dense eosinophil infiltration in the esophageal epithelial layers are described to be mandatory as per these criteria. However, resistance to proton pump inhibitor treatment is not mandatory. The symptoms most Japanese patients present with are not strong and specific, and the presence of characteristic endoscopic findings is an initial step for the diagnosis of eosinophilic esophagitis.

[1] Department of Gastroenterology and Hepatology, Shimane University School of Medicine, Izumo, Japan

[2] Health Center, Shimane Environmental and Health Public Corporation, Matsue, Japan

主题 嗜酸性粒细胞性食管炎的诊断与治疗

嗜酸性粒细胞性食管炎的病理诊断

藤原 美奈子[1, 2]

保利 喜史[2, 3]

古贺 裕[2]

森山 智彦[3]

江崎 干宏

小田 义直[2]

摘要●嗜酸性粒细胞性食管炎的诊断必须有食管活检,其组织学的见解特征是:①食管上皮被认定超过15～20/HPF的嗜酸性粒细胞浸润,嗜酸性粒细胞浸润仅限于食管;②浸润的嗜酸性粒细胞主要位于黏膜上皮表层,有时会形成细胞巢(嗜酸性粒细胞性微脓肿);③黏膜上皮因炎症而引起浮肿,有时伴随着上皮的碎屑;④可见上皮基底细胞的反应性增生过度,满足这四个特征诊断为嗜酸性粒细胞性食管炎的可能性很高。此外,还伴随着黏膜固有层的纤维化和肥胖细胞的浸润。存在食管上皮嗜酸性粒细胞浸润的疾病,除了嗜酸性粒细胞性食管炎,还有其他的疾病(GERD,霉菌性食管炎,贲门失弛缓症,嗜酸性粒细胞性肠胃炎)的活检组织影像也一并提及。

关键词 嗜酸性粒细胞性食管炎　GERD　嗜酸性粒细胞上皮内浸润　上皮浮肿　基底细胞反应性增生

[1] 九州大学大学院医学研究院保健学部检查技术科学分部

〒812-8582 福冈市东区马出3丁目1-1　E-mail : mi-hira@hs.med.kyushu-u.ac.jp

[2] 同　形态机能病理学

[3] 同　病态机能内科学

前言

嗜酸性粒细胞性食管炎(eosinophilic esophagitis,EoE)是一种食管上皮浸润多个嗜酸性粒细胞的疾病,由嗜酸性粒细胞为主的慢性炎症引起的食管运动和知觉异常,引起吞咽障碍、食物疲劳、胸部灼痛等症状和器质性狭窄[1],临床症状和病理组织诊断是疾病诊断不可缺少的条件[1, 2]。

自1977年Dobbins等[3]报告病变仅限于食管的疾病以来,EoE以儿童为例的报告很多,近年来欧美成人发病率增加,其诊断标准的完善受到重视。虽然在日本EoE依然被认为是罕见的疾病,但最近呈上升趋势,典型病例由于对丙酮泵抑制剂(PPI)的治疗无效,作为PPI电阻(难治性)胃食管逆流症(gastroesophageal reflumx disease, GERD)的鉴别疾病之一而受到关注[4, 5]。

EoE的诊断除了临床症状之外,还必须进行活检,确认食管上皮是否有嗜酸性粒细胞浸润,但是欧美的诊断标准(**表1**)[6]和日本的诊断标准(**表2**)[7-9]中确定浸润到食管上皮内的嗜酸性粒细胞的数量不同。另外,多视野的平均值在不同病理医生之间的理解存在差异,比如是测定食管活检组织中嗜酸性粒细胞的上皮内浸润的个数,还是进行在活检组织中确认嗜酸性粒细胞最多的视野内的测定等[10-15],对于食管活检组织中嗜酸性粒细胞的上皮内浸润的个数,可能难以确定具有绝对意义的数值。

嗜酸性粒细胞是其他消化管黏膜中通常存在

表1 EoE 的定义和诊断标准（ACG,2013）

定义

　　EoE 是临床病理学疾病, 应结合临床症状和病理表现两方面进行诊断, 不应只由一方面进行判断, 并满足以下诊断标准

诊断标准

- 伴随着食管功能障碍的症状（食管的疲劳感等）
- 通过食管活检确认 15 个/HPF 以上的嗜酸性粒细胞浸润
- 确认嗜酸性粒细胞浸润仅限于食管的上皮内, PPI 治疗后仍持续
- 排除继发性嗜酸粒细胞增多症（**表3**）
- 对过敏限制饮食和食管局部疗法等的治疗有效（支持本症的可能性, 但不是诊断所必须的）

推荐事项

- 食管活检是诊断必须的, 为了最大限度地确定食管嗜酸性粒细胞增多的可能性, 食管从上段至下段需进行 2～4 处活检（强烈推荐, 但证据级别很低）
- 无论是小孩还是成人, 初次诊断时都要从胃窦部和十二指肠进行活检, 进行嗜酸性粒细胞性肠胃炎的鉴别（强烈推荐, 但证据级别很低）

〔Dellon ES, et al. ACG clinical guideline : evidenced based approach to the diagnosis and management of esophageal eosinophilia and eosinophilic esophagitis（EoE）. Am J Gastroenterol　108：679–692, 2013 より転載〕

表2 EoE 的诊断指南（平成21年案）

1. 有症状（吞咽障碍、疲劳感等）
2. 食管黏膜的活检可见在上皮内存在 20/HPF 以上的嗜酸性粒细胞浸润（最好在食管内多处进行活检）
3. 通过内镜检查发现食管内有白斑、纵行沟、食管狭窄
4. 通过 CT 扫描或超声内镜检查确认食管壁的肥厚
5. 末梢血液中发现嗜酸性粒细胞增多
6. 男性
7. 质子泵抑制剂无效, 糖皮质激素制剂有效

1 和 2 是必须的, 并存满足其他项目诊断的可能性就会增高

〔木下芳一, 他. 好酸球性食管炎/好酸球性胃肠炎の疾患概念確立と治療方針作成のための臨床研究―平成21年度総括・分担研究報告書. 厚生労働科学研究費補助金難治性疾患克服研究事業, 2010 より転載〕

表3 食管中可能引起嗜酸性粒细胞性增多的疾病

嗜酸性粒细胞性肠胃炎

PPI–REE（PPI–responsive esophageal eosinophilia）

乳糜泻病

Crohn 病

感染症

嗜酸性粒细胞增多症

贲门失弛缓症

药物过敏症

血管炎

天疱疮

混合性结缔组织病

移植物抗宿主病（graft–versus–host disease, GVHD）

〔Dellon ES, et al. ACG clinical guideline: evidenced based approach to the diagnosis and management of esophageal eosinophilia and eosinophilic esophagitis（EoE）. Am J Gastroenterol　108:679–692, 2013 より転載〕

的炎症细胞之一, 但在食管扁平上皮内通常不存在, 所有不论数量的程度如何, 当食管上皮上出现嗜酸性粒细胞浸润的情况时, 在病理组织学上应该认为是异常的。除 EoE 以外, 组织学上给食管带来嗜酸性粒细胞浸润的疾病很多（**表3**）[6], 从其病理诊断信息对临床的影响来看, 总结各疾病的组织图像特征在鉴别疾病时意义重大。

　　本文还展示了正常食管上皮的组织图像, 并结合可以出现嗜酸性粒细胞浸润到食管上皮的其他疾病的组织图像, 重新整理并记述了 EoE 的特征性组织图像。

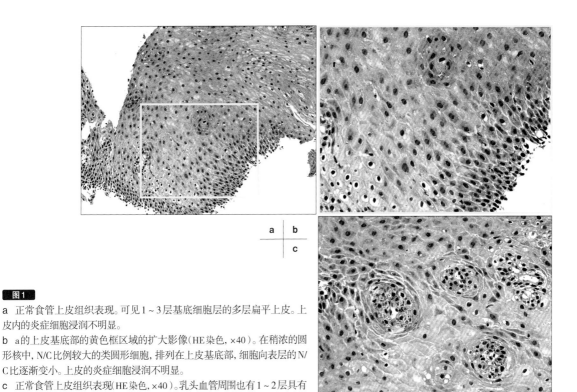

图1

a 正常食管上皮组织表现。可见1~3层基底细胞层的多层扁平上皮。上皮内的炎症细胞浸润不明显。

b a的上皮基底部的黄色框区域的扩大影像（HE染色，×40）。在稍浓的圆形核中，N/C比例较大的类圆形细胞，排列在上皮基底部，细胞向表层的N/C比逐渐变小。上皮的炎症细胞浸润不明显。

c 正常食管上皮组织表现（HE染色，×40）。乳头血管周围也有1~2层具有浓染圆形核的基底细胞。上皮的炎症细胞浸润不明显。

EoE的诊断标准

EoE原则上是指局限于食管的明显的嗜酸性粒细胞浸润，区别与嗜酸性粒细胞性肠胃炎伴随的食管嗜酸性细胞浸润[2, 4]。虽然欧美和日本推荐的诊断标准存在部分差异，但临床症状和活检组织意见在这些标准中都很重要。即使在活检组织中看到食管扁平上皮存在浸润的嗜酸性粒细胞，如果没有症状的话，也可以从EoE中排除。另外，表3中[6]，包括嗜酸性粒细胞性肠胃炎、食物过敏性乳糜泻、Crohn病、嗜酸性粒细胞性感染症、嗜酸性粒细胞增多症、贲门失弛缓症等。有报告显示，约1%嗜酸性粒细胞性肠胃炎存在食管的嗜酸性粒细胞浸润[2]，这种情况认为是嗜酸性粒细胞性肠胃炎的食管病变，一般不叫EoE[2, 4]。

食管活检组织中的嗜酸性粒细胞浸润

1. 正常的食管上皮（图1）

如前所述，嗜酸性粒细胞通常不会浸润食管上皮。食管的壁结构与胃、小肠、大肠相同，由黏膜（固有）层、黏膜肌层、黏膜下层、固有肌层、浆膜下层、浆膜层6层构成。构成胃、小肠、大肠黏膜的上皮都是构成腺的圆柱形上皮，食管是多层扁平上皮。食管的多层扁平上皮中，上皮最下层的基底细胞的细胞核呈圆形、稍微浓染，细胞质/核比（N/C比）和大的类圆形细胞相比为1~2倍，最多3倍（图1a）。其固定排列在垂直贯穿食管扁平上皮的乳头血管周围（图1b, c）。随着基底细胞变成表层细胞，上皮细胞逐渐变平，细胞核变小，N/C比也变小。

炎症时多层扁平上皮常常出现反应性肥厚，但在组织学上，可以看到①基底细胞的反应性过增生（reactive basal cell hyperplasia）和②上皮水肿

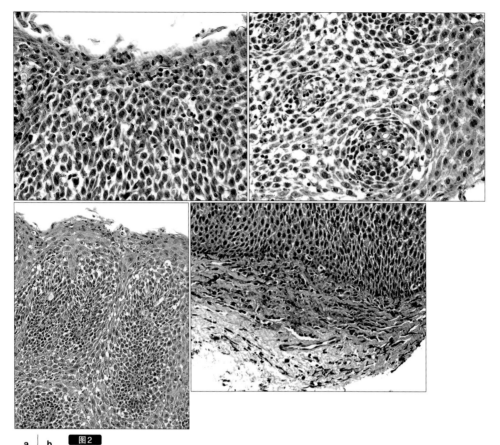

a ｜ b
c ｜ d

图2

a　EoE病例食管活检组织表现(HE染色，×40)。优势上皮表层嗜酸性粒细胞浸润，表层聚集多个嗜酸性粒细胞并形成了微脓肿。伴上皮脱屑，上皮细胞间因水肿而相互分离，细胞间产生间隙。

b　EoE病例食管活检组织表现(HE染色，×40)。上皮发现嗜酸性粒细胞和淋巴细胞的浸润，乳头血管周围基底细胞增加，上皮细胞之间的距离变大。

c　EoE病例食管活检组织表现(HE染色，×20)。确认乳头血管周围伴随着核肿大和浓染的基底细胞的增和上皮浮肿(嗜酸性粒细胞浸润于优势区域的上皮表层，伴随着上皮的脱屑)。

d　EoE病例食管活检组织表现(HE染色，×40)。上皮的基底细胞反应性增生，上皮正下的黏膜固有层间质上可见胶原纤维和血管的增生。

（spongiosis）。这些表现是伴随着炎症而发生的非特异性上皮变性的表现，以EoE为首的GERD、真菌性食管炎等活检组织也经常被认定为炎症强烈的活检组织。

2. EoE（图2）和GERD（图3）

之前笔者回顾了12例患者共34个活检组织切片，认为是EoE的活检组织的特征是：①上皮内有超过30~40个/HPF以上的嗜酸性粒细胞浸润；②浸润的嗜酸性粒细胞在上皮表层聚集下形成斑状或者聚簇成巢或上皮内微脓肿；③上皮因炎症而引起水肿，有时伴随上皮的碎屑；④上皮基底细胞的反应性增生的4个方面[10]。此时，在高倍率视野（物镜40倍×目镜10倍视野）下，针对1个活检组织观察5处，但是在各视野观察上皮该方法非常需要时间和精力，并且由于显微镜的不同，视野的面积也不同，观察者的观察范围也不同，作为普遍的诊断标准，提出"高倍率视野规定多少个嗜酸性粒细胞的上皮内浸润"的建议是非常不稳定的数据。

在观察嗜酸性粒细胞浸润食管上皮的过程中，由于方法的不同，数据产生偏差的情况被报道得很

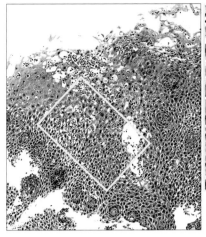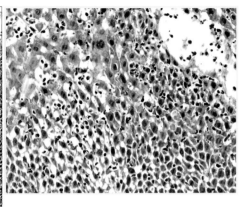

图3

a GERD病例食管活检组织表现（HE染色，×10）。在食管扁平上皮上发现嗜酸性粒细胞和淋巴细胞等明显浸润，也可以看出上皮浮肿和基底细胞的过度增生。

b a中黄框部放大表现（HE染色，×40）。浸润上皮的炎症细胞中嗜酸性粒细胞也很多，淋巴细胞、中性粒细胞等其他炎症细胞也很丰富。

多[11-13]，关于嗜酸球的观察方法的文献诸如"应该统一视野面积"的报道[4]，"以高倍率观察承认最多嗜酸性粒细胞的部分，并在其一个视野中报告"[14,15]等。另外，从与临床症状的吻合性来看，还没有找到在活检组织中的嗜酸性粒细胞浸润数准确的阈值，笔者也认为明确限定在上皮内浸润的嗜酸性粒细胞的数值恐怕很难。

如果只关注好嗜酸性粒细胞的上皮内浸润数量，普遍被认为GERD的嗜酸性粒细胞浸润程度和EoE相比较轻的[16]，但实际上也有文献报道两者的组织学鉴定并不容易[17]。事实上，笔者在日常的活检诊断中也遇到了这样的事态，以前的报告中也曾有过GERD病例在食管上皮内浸润20个/HPF以上的嗜酸性粒细胞[10]。

另一方面，着眼于嗜酸性粒细胞的上皮内浸润方式，学者们认为EoE和GERD稍有差别。在EoE中，浸润在上皮内的嗜酸性粒细胞，在易患的上皮表层上聚集斑点状或更加密集形成集簇巢和上皮内微脓肿（图2a），可伴随上皮脱落，其慢性炎症程度较高，伴随着上皮浮肿和基底细胞的过度增生[15]（图2a~c）。另外，有报告称不仅是嗜酸性粒细胞，肥大细胞的浸润也很明显，可作为辅助的观察结果予以注意[15]。食管活检中只采集扁平上皮的情况不在少数，但有时也会采集到黏膜固有层并可以发现固有层的纤维化（图2d）。目前欧美国家认可的EoE的组织学特点见**表4**[18]。

表4 EoE的组织学特点
表皮内嗜酸性粒细胞浸润
嗜酸性粒细胞微小脓肿
表层更多的嗜酸性粒细胞浸润
嗜酸性粒细胞去颗粒
上皮脱屑
基底细胞（层）过度增生
表皮乳头的延长
上皮细胞间隙的扩大（上皮浮肿）
受损上皮深部的纤维化/硬化，黏膜固有间质的纤维化
肥大细胞浸润和肥大细胞脱颗粒
CD8阳性淋巴细胞和B淋巴细胞浸润

〔Liacouras CA, et al. Eosinophilic esophagitis：update consensus recommendations for children and adults. J Allergy Clin Immunol 128；3-20, 2011より転載〕

在GERD中，上皮内嗜酸性粒细胞浸润比其他食管炎更为明显，但也伴随中性粒细胞和淋巴细胞等多种炎症细胞浸润，大多浸润局限在上皮内，伴随着基底细胞的过度增生和上皮水肿等，这些表现与EoE相似（图3a），也可发现嗜酸性粒细胞的脱颗粒等（图3b）。另外，GERD中病变仅限于下部食管，而嗜酸性食管炎不仅在下部食管、在上部和中部食管中也有同样的发现，因此必须从食管所有领域进行活检来进行两者的鉴别诊断极为必要。

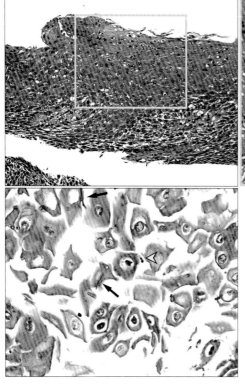
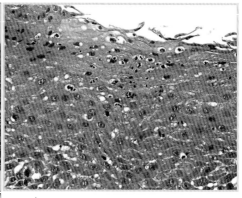

| a | b |
| c | |

图4

a 真菌性食管炎病例食管活检组织表现(HE染色,×20)。可见炎症细胞的浸润,上皮表层占优势,在上皮基底部附近发现浮肿。

b a图中黄框部的放大表现(HE染色,×40)。可见上皮表层含有少量嗜酸性粒细胞的炎症细胞浸润。也可窥见上皮的脱屑。

c 真菌性食管炎病例食管活检组织表现(HE染色,×40)。在脱屑的上皮中发现少数真菌菌丝和孢子。

然而,EoE中的嗜酸性粒细胞的上皮内浸润呈斑状,不仅在内镜观察的异常地方,在看起来正常地方的组织中也有明显的上皮内嗜酸性粒细胞浸润的情况,因此在少数的活检组织中有可能发生采样错误。为了与GERD的鉴别,至少从食管上部、中部、下部分别采样,或是内镜下变化不明显的地方进行活检,评价多个上皮组织为益。

3. 其他嗜酸性粒细胞浸润的疾病

如表3所列举的那样[6],食管上皮能显示嗜酸性粒细胞浸润的疾病中,只有EoE这种局部集中的嗜酸性粒细胞浸润的疾病[15]。GERD有时也会伴随着明显的嗜酸性粒细胞浸润,但病例不多。另一方面,嗜酸性粒细胞浸润数量5/HPF以下的疾病有几个,比如真菌性食管炎(图4)和贲门失弛缓症(图5)也会出现少数上皮内嗜酸性粒细胞浸润。共识的是嗜酸性粒细胞浸润最多为1~3/HPF,结合内镜观察所见很容易与EoE鉴别。在真菌性食管炎中,通过用HE染色或PAS染色确认真菌的菌丝或孢子,组织学很容易识别。

最后,图6显示了被认为是嗜酸性粒细胞性消化管疾病食管病变的活检组织像。在食管上皮中发现了大量的嗜酸性粒细胞的浸润,不仅是上皮,在黏膜固有层内也发现了明显的嗜酸性粒细胞浸润,可以发现固有间质的纤维化(图6)。本病例在十二指肠活检组织中明显存在嗜酸性粒细胞浸润,因此被认为是嗜酸性粒细胞性消化道疾病(嗜酸性粒细胞性肠胃炎),从十二指肠活检结果来看,判断为不是EoE。另外,从PPI-REE(PPI-responsive esophageal eosinophilia)的疾病概念来看,在食管活检中发现嗜酸性粒细胞浸润的情况下,在给病人PPI后再次进行食管活检,检查是否可见嗜酸性粒细胞的减少也很重要,病理医生须根据PPI给药的病史来观察病理组织表现。

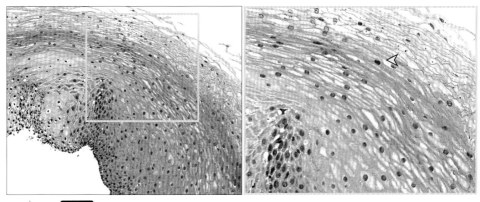

a | b

图5

a 贲门失弛缓症的食管活检组织表现(HE染色,×20)。上皮的炎症细胞浸润不明显。也看不到上皮浮肿和基底细胞的过度增生。

b a图黄框部放大表现(HE染色,×40)。仅发现一个浸润的嗜酸性粒细胞(箭头所示)。

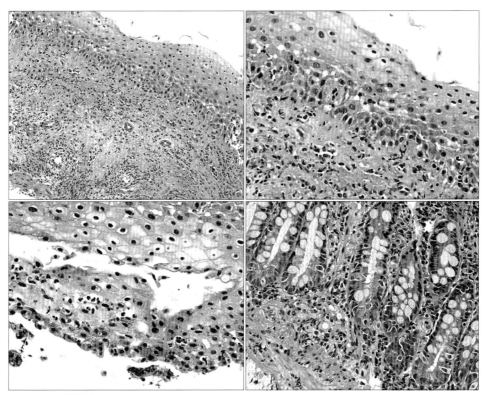

a | b
c | d

图6

a 嗜酸性粒细胞性肠胃炎的食管活检组织表现(HE染色,×20)。嗜酸性粒细胞不仅浸润食管上皮,还大量浸润黏膜固有层,可见黏膜固有层的纤维化、血管增生。

b a图的放大表现(HE染色,×40)。嗜酸性粒细胞浸润从上皮内到上皮下的黏膜固有层间质内均明显可见,可见黏膜固有层间质的纤维化。

c 嗜酸性粒细胞肠胃炎的食管活检组织表现(HE染色,×40)。部分上皮内可见嗜酸性粒细胞的浸润集。

d 同一病例的十二指肠活检组织表现(HE染色,×40)。十二指肠黏膜深层发现浸润超过20/HPF的嗜酸性粒细胞,考虑是嗜酸性粒细胞性肠胃炎。

结语

关于嗜酸性粒细胞性食管炎的病理组织表现，我们主要参考欧美文献，总结了其特征性表现。与其他嗜酸性粒细胞浸润的食管疾病相比，EoE的嗜酸性粒细胞上皮内浸润尤为明显，脱颗粒和嗜酸性微脓肿的表现被认为是EoE的组织学特征。

参考文献

[1] Furuta GT, Liacouras CA, Collins MH, et al. Eosinophilic esophagitis in children and adults：A systemic review and consensus recommendations for diagnosis and treatment. Gastroenterology　133：1342-1363, 2007
[2] 木下芳一, 石原俊治, 天野祐二, 他. 好酸球性食管炎の診断と治療. Gastroenterol Endosc　53:3-15, 2011
[3] Dobbins JW, Sheahan DG, Behar J. Eosinophilic gastroenteritis with esophageal involvement. Gastroenterology　72：1312-1316, 1977
[4] 阿部靖彦, 野村栄樹, 佐藤剛司, 他. 好酸球性食管炎の診断. Gastroenterol Endosc　56:3378-3393, 2014
[5] 阿部靖彦, 野村栄樹, 佐藤剛司, 他. 好酸球性消化管疾患のトピックス—GERDと好酸球性食管炎. 胃と腸　48:1911-1920, 2013
[6] Dellon ES, Gonsalves N, Hirano I, et al. ACG clinical guideline：evidenced based approach to the diagnosis and management of esophageal eosinophilia and eosinophilic esophagitis(EoE). Am J Gastroenterol　108：679-692, 2013
[7] 木下芳一, 千葉勉, 松井敏幸, 他. 好酸球性食管炎/好酸球性胃腸炎の疾患概念確立と治療方針作成のための臨床研究—平成21年度総括・分担研究報告書. 厚生労働科学研究費補助金難治性疾患克服研究事業, 2010
[8] 木下芳一, 大嶋直樹, 石村典久, 他. 好酸球性消化管障害の診断と治療. 日消誌　110:953-964, 2013
[9] 木下芳一, 大嶋直樹, 石村典久, 他. 好酸球性消化管疾患の診断基準. 胃と腸　48:1853-1858, 2013
[10] 平橋美奈子, 小林広幸, 恒吉正澄, 他. 好酸球性消化管疾患の概念—好酸球性消化管疾患の病理. 胃と腸　48:1859-1871, 2013
[11] Gonsalves N, Policarpio-Nicolas M, Zhang Q, et al. Histopathologic variability and endoscopic correlates in adults with eosinophilic esophagitis. Gastrointest Endosc　64：313-319, 2006
[12] Dellon ES, Aderoju A, Woosely JT, et al. Variability in diagnostic criteria for eosinophilic esophagitis：a systematic review. Am J Gastroenterol　102：2300-2313, 2007
[13] Bussmann C. Eosinophilic esophagitis. Role of the pathologist in the diagnosis. Pathologe　33（Suppl 2）：228-230, 2012
[14] Odze RD. Pathology of eosinophilic esophagitis：what the clinician needs to know. Am J Gastroenterol　104：485-490, 2009
[15] Collins MH. Histopathology of eosinophilic esophagitis. Dig Dis　32：68-73, 2014
[16] Noffsinger A, Fenoglio-Preiser C, Maru D, et al. Eosinophilic esophagitis. In Noffsinger A, Fenoglio-Preiser C, Maru D, et al (eds). Atlas of Nontumor Pathology Gastrointestinal Diseases. American Registry of Pathology and Armed Forces Institute of Pathology, Washington DC, pp 102-104, 2007
[17] Rodrigo S, Abboud G, Oh D, et al. High intraepithelial eosinophil counts in esophageal squamous epithelium are not specific for eosinophilic esophagitis in adults. Am J Gastroenterol　103：435-442, 2008
[18] Liacouras CA, Furuta GT, Hirano I, et al. Eosinophilic esophagitis：update consensus recommendations for children and adults. J Allergy Clin Immunol　128：3-20, 2011

Summary

Histological Diagnosis of Eosinophilic Esophagitis

Minako Fujiwara[1, 2], Yoshifumi Hori[2, 3],
Yutaka Koga[2], Tomohiko Moriyama[3],
Motohiro Esaki, Yoshinao Oda[2]

Both clinical and pathological findings are imperative for the diagnosis of EoE (eosinophilic esophagitis) because it is a clinicopathological disorder. Histological characteristics of EoE include massive eosinophilia in the epithelium(> 15-20/HPF) and localized eosinophilia in the esophagus, superficial predominant layering and/or eosinophilic microabscess formation, epithelial spongiosis or desquamating epithelial cells associating with eosinophilic predominant inflammation, and reactive basal-cell hyperplasia. The presence of these four characteristics appears to highly support the possibility of EoE. Biopsy specimens of patients with EoE often exhibit lamina propria fibrosis or mast cell infiltration.

EoE has been reported in various eosinophilic gastrointestinal disorders, such as GERD, Candida esophagitis, and achalasia. In the present article, we demonstrated histological findings of other esophageal eosinophilia.

[1] Department of Health Sciences, Graduate School of Medical Science, Kyushu University, Fukuoka, Japan
[2] Department of Anatomic Pathology, Graduate School of Medical Science, Kyushu University, Fukuoka, Japan
[3] Department of Medicine and Clinical Science, Graduate School of Medical Science, Kyushu University, Fukuoka, Japan

主 题　嗜酸性粒细胞性食管炎的诊断与治疗

嗜酸性粒细胞性食管炎的影像诊断
——X线诊断——回顾性研究

小田 丈二[1]

入口 阳介

水谷 胜

高柳 聪

富野 泰弘

山里 哲郎

岸 大辅

大村 秀俊

清水 孝悦

桥本 真纪子

中河原 亚希子

山村 彰彦[2]

细井 董三[1]

摘要●从内镜所见及食管活检确诊的嗜酸性粒细胞性食管炎患者中，以可评价食管X线造影影像的14例患者为对象，从X射线造影所见分为linear type, granular type, ringed type, mixed type等4种类型，从X线上怀疑本症的影像学表现为ringed type及包含ringed type在内的mixed type被认为是有用的发现。并且，对可追溯不同时间节点X线表现的5个例子进行研究，发现linear type先出现，然后成为ringed type或mixed type的病例普遍存在，但ringed type成为linear type的病症没有一个例子。

关键词　嗜酸性粒细胞性食管炎　EoE（eosinophilic esophagitis）　X线造影诊断　图像诊断　回顾性研究

[1] 东京癌检中心消化内科　〒183-0042东京都府中市武藏台2丁目9-2
　　E-mail：j-oda@tokyo-cdc.jp
[2] 东京癌检中心检诊科

前言

嗜酸性粒细胞性食管炎（eosinophilic esophagitis, EoE）被认为是以嗜酸性粒细胞为主引起食管黏膜慢性炎症性变化的过敏性疾病。以咽下困难、吞咽疲劳感为主诉，以嗜酸性粒细胞浸润食管上皮为特征。最近，虽然日本报告的病例增加了，但本疾病的病理变化还没有完全弄清。但是，食管长期持续炎症可以进展到食管狭窄，因此应该尽早发现、早诊断[1, 2]。根据2010年日本厚生劳动省研究班提出的诊断指南[3]，本症的诊断基准是① "有症状"，但就像木下等[4]所述，没有症状、以检查为目的的人，接受检查偶然被发现的情况下，参照这个诊断标准就不能诊断。另外，阿部等[5]还表示，这种 "无症状EoE"可能存在比例较高。本研究参考诊断标准②食管黏膜的活检在上皮内存在20/

HPF（high power field）以上的嗜酸性粒细胞和③通过内镜检查在食管内发现白斑、纵行沟、气管样狭窄为标准，对本中心诊断的EoE病例进行X线图像诊断进行讨论。

对象

收集对象包括因有自觉症状，或是以体检为目的的上消化管内镜检查（esophagogastroduo denoscopy, EGD）发现、诊断，实施食管X线造影检查的8例；以及随诊检查食管浅表癌为目的，在本中心以前进行的食管和胃同时集中检查[6-10]中，怀疑EoE且随后的EGD和食管活检中被确诊为EoE的6例患者，共计14例为研究对象，排除了通过质子泵抑制剂（proton pump inhibitor, PPI）治疗症状减轻的病例和嗜酸性粒细胞性消化道疾

表1 病例明细

对象	年龄	性别
EGD 发现病例		
1［病例8］	50多岁	F
2	50多岁	F
3［病例1］	40多岁	M
4	60多岁	F
5［病例2］	50多岁	M
6	70多岁	M
7	60多岁	M
8［病例3］	70多岁	F
食管·胃同时集中检查发现病例		
9［病例4］	60多岁	M
10［病例5］	60多岁	M
11［病例6］	60多岁	M
12	60多岁	M
13［病例7］	70多岁	M
14	60多岁	M

病的病例。

病例

食管和胃同时活检发现病例中,原本是以检测食管浅表癌为目的,因为检查对象均是55岁以上的男性,所以未包括女性病例(**表1**)。

[病例1, 对象3][11] 40多岁,男性。EGD检查发现病例,以胃下垂为主诉实施EGD并诊断。

在EGD中,确认了比通常观察到的草席状花纹(**图1**)粗的横走鳍(环状沟)(**图2a~c**)。食管X线造影检查(**图2d, e**)中,可见胸部中部食管粗的草席状花纹及胸部下部食管发现了边缘不整和钡附着不均匀的纵行线状阴影,之后无治疗正在进行观察,但没有出现什么症状,发现6年后的内镜所见也没有发现恶变倾向。

〔病例2, 对象5〕 50多岁,男性。EGD检查时发现病例。

没有特别的自觉症状,因体检而实施EGD并被

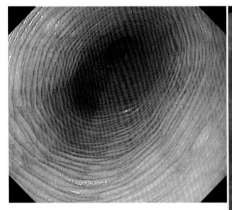
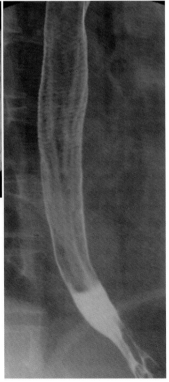

图1

a 通常内镜影像。正常的黏膜纹。
b 食管X线第一斜位像。正常黏膜纹。

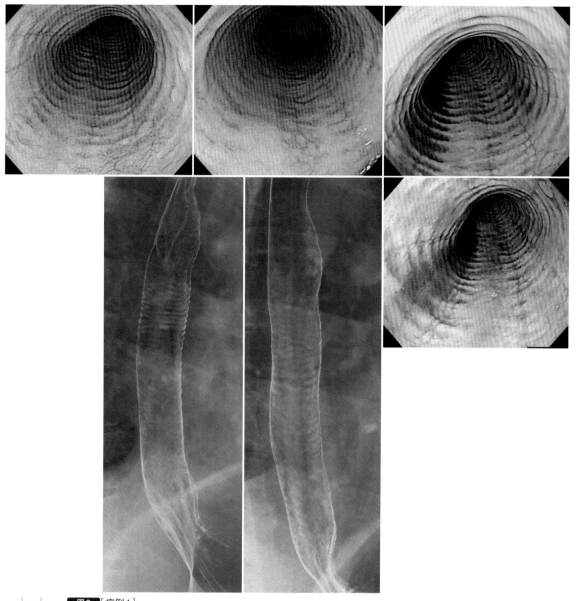

a	b	c
d	e	f

图2 ［病例1］

a~c a,b：为正常黏膜像。c：靛蓝色素散布像。可见比**图1a**粗的横行鳍和纵行沟。

d,e 食管X线造影第一斜位像。发现胸中段食管增粗的草席状花纹，胸下段食管上有边缘不整并伴钡附着不均的纵行线状阴影。

f 发现6年后的靛蓝色素散布像，未见特殊变化。

〔a~e：小田丈二，等。嗜酸性粒细胞性食管炎的1例。胃与肠48:1939-1944 2013转载〕

诊断为EoE。在EGD（**图3a, b**）中，可见多数白色小颗粒状隆起和细的纵行沟、轮状沟。食管X线造影检查（**图3c**）中，发现了小颗粒状阴影和线状阴影，少量空气（**图3d**）表现更清晰。第二斜位像（**图3e**）在胸部下部食管上发现明显的线状阴影。

［病例3，对象8］ 70多岁，女性。EGD检查时发现病例。

没有特别的自觉症状，因体检而实施EGD并被诊断为EoE。在EGD（**图4a, b**）中，可见清晰的环状槽和细的纵行槽。食管X线造影检查（**图4c, d**）

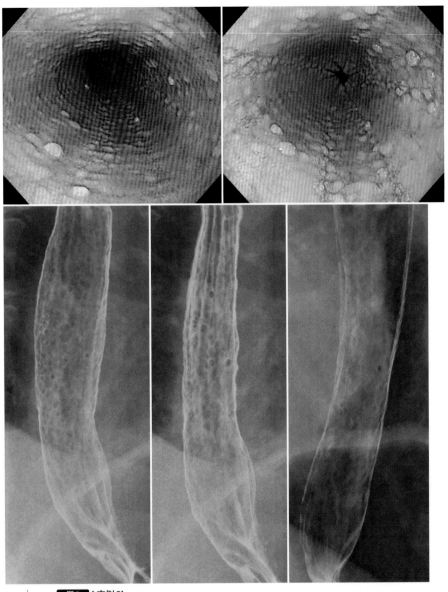

|a|b|
|c|d|e|

图3 [病例2]
a,b a:常规内镜像。b:靛蓝染色表像。发现多个白色小颗粒隆起和纵横沟、轮状沟。
c 食管X线第一斜位像。
d 食管X线第一斜位图像。将调整空气量,小颗粒阴影和线状阴影就能更清晰地描绘出来了。
e 食管X线第二斜位像。

中,少量空气背景下可见清晰的大量环状槽或轮状槽。

[病例4,对象9] 60多岁,男性。食管和胃同时检查时发现病例。

EGD(图5a,b)发现了数条纵行沟和轮状沟。

在发现时检查的食管X线造影表现(图5c)中,发现了纵行的线状阴影,并伴有横行的轮状槽。回顾本病例确诊前2年的食管X线造影(图5d)中发现可见伴随着纵行的线状阴影和到处横行的变化,在确诊前4年的食管X线造影像(图5e)中,可见纵行的

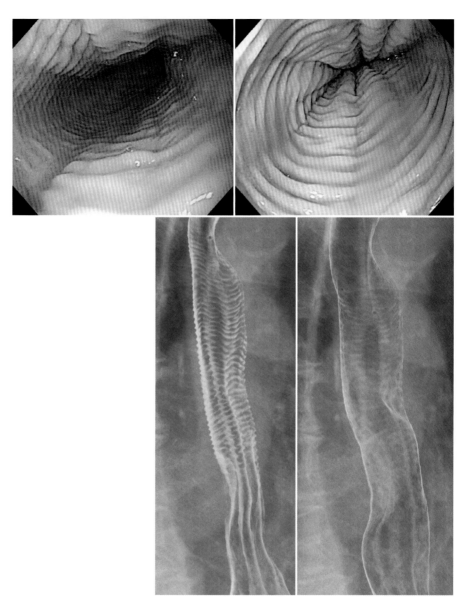

图4 [病例3]

a, b a：常规内镜像。b：靛蓝染色像。少量空气背景下清晰的环状沟和单线状的纵行沟。
c　第一斜位像。发现少量空气背景下清晰的环状槽。
d　第一斜位像。改变空气量会发现轮状槽。

线状阴影，与确诊前2年的(**图5d**)相比变化都是轻度的，只看到了纵贯沟。

[**病例5，对象10**]　60多岁，男性。食管和胃同时检查时发现病例。

EGD(**图6a，b**)可见数条纵行槽和部分形成的环状槽。在发现时的检查食管X线造影像(**图6c**)中，可见纵行槽，伴随着到处横行的变化。既往的食管X线造影像(**图6d~f**)则只有纵贯沟。

[**病例6，对象11**]　60多岁，男性。食管和胃同时检查时发现病例。

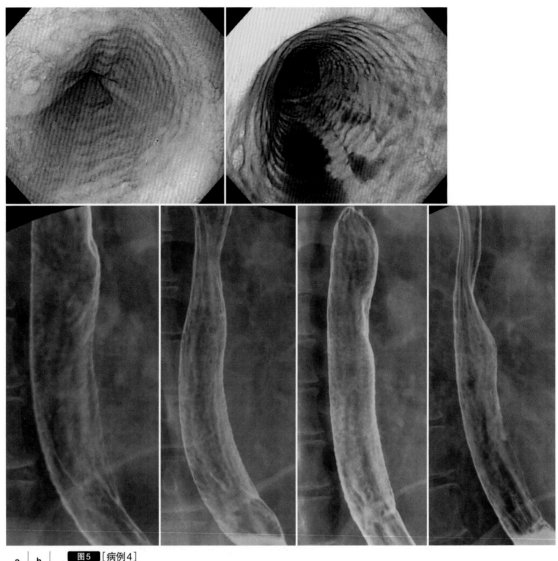

a	b
c	d	e	f

图5〔病例4〕

a,b a:常规内镜像。b:靛蓝染色像。可见数条纵行沟和轮状沟。

c 确诊时检查食管X线造影像。可见纵行的线状阴影,伴随着横穿的环形沟。

d 确诊前2年的食管X线第一斜位影像。

e 确诊前4年食管X线第一斜位影像。与d相比,纵行的线状阴影和横穿的变化都很轻。

f 确诊前8年的食管X线第一斜位影像。

EGD(图7a)发现了几乎全周性的环状沟。回顾发现时食管X线造影的检查影像(图7b),发现了胸部中部食管上比草席状纹更粗的横向行走的褶皱(环状沟),确诊前8年的食管X线造影、在(图7c)上是一条很显眼的纵横沟。

〔病例7,对象13〕 70多岁,男性。食管和胃同时检查时发现病例。

EGD(图8a)中,发现了全周性的轮状沟。诊断时的检查食管X线造影表现(图8b)中,发现了胸部中段食管上比草席状纹更粗的横向褶皱(轮状沟)。在确诊前2年的食管X线造影影像中(图8c),发现了胸部中部食管有些模糊,但仍存在横纹的变化。确诊前4年(图8d)和7年(图8e)的食管X线造影可发现了微微纵行的淡线状阴影,但极易忽略。

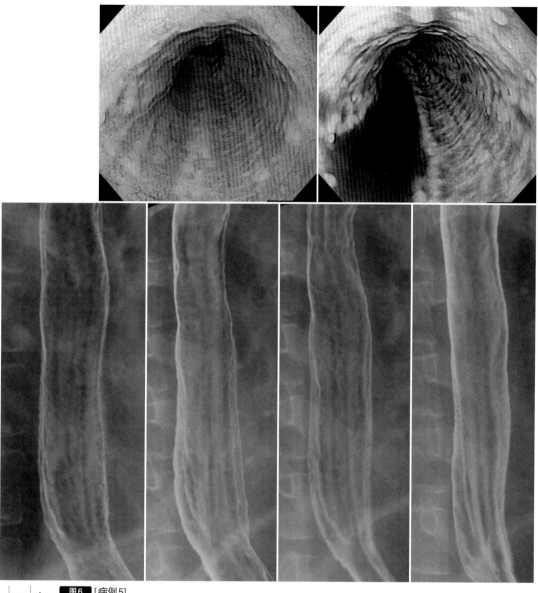

图6 [病例5]

a	b
c	d	e	f

a,b a：常规内镜影像。b：内镜下靛蓝色染色影像。可见与数条纵行槽部分形成的环状槽。
c　确诊时食管X线造影像。
d~f 确诊前2年（d）、4年（e）、8年（f）的食管X线第一斜位影像。

讨论

　　1977年Dobbins等[12]报告了嗜酸性粒细胞性肠胃炎（eosinophilic gastrenteritis, EGE）引起的食管病变，1978年Landres等[13]作为EoE首次报道。之后，1993年Attwood等[14]首次总结报道了关于EoE

的疾病概念。最初此病被认为是儿童过敏疾病的范围[15]，但在欧美很多患者是成人[16]。关于本病的详细情况本文没有详细说明，但本文研究了内镜观察到的结果用X线检查是如何描绘的。在日本的实际情况调查中[17]，报告显示纵行的沟状表现（linear furrowing）为25%，白斑（white exdates）为25%，环状（支气管状）表现为17%，狭窄表现为

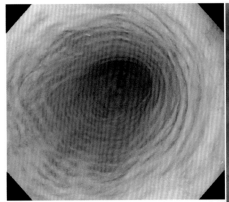
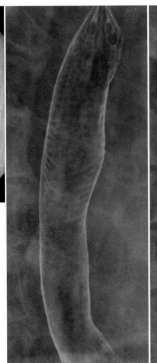
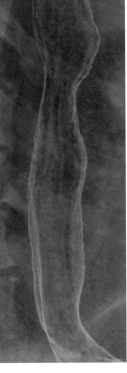

图7 [病例6]

a　常规内镜影像。发现几乎全周的轮状槽。

b　诊断时检查食管X线造影像。在胸中段食管上发现比草席纹更粗的横穿褶皱。

c　确诊前8年的食管X线第一斜位影像。纵横沟很显眼。

2.9%[18]，纵行的沟状表现（纵行沟），白斑，环状改变（支气管轮状）及严重时的环状改变（轮状沟）对应X线影响分型别为linear type（线型），granular type（颗粒型），ringed type（环型），几种改变混合出现则为mixed type（混合型）。另外，由于没有发现缩小和狭窄，所以本文讨论的不包含相关内容。

在**表2**中显示了诊断时的X线造影表现分类。在EGD发现人群（对象1～8）中，如[**病例2，对象5**]那样，内镜检查（图3a，b）中可见轮状槽，但是在精密X线造影检查中，存在轮状槽不清楚的病例，X线检查的证据不如通过内镜观察来的容易。换言之，如果X线影像确认环状沟的表现，就很有可能是本病，如果再加上纵行沟的话，可以确诊的可能性会提高。实际上，食管、胃同时检查时确诊的人群（对象9～14）中，6例中有4例是ringed type型或包含ringed type表现的mixed type型，轮状槽被认

为是X线表现中怀疑本症最有意义的发现。如果伴随纵行沟的情况下确诊的可能性更高，但是如果只是纵行沟的情况下，我们很难辨别是食管舒张时生理上的纵行鳍的线状阴影，还是反流性食管炎的纵行性改变。如果没有观察到没有萎缩的胃和食管裂口疝气，并且在缺乏反流性食管炎表现的状态下，发现纵行的线状阴影时应怀疑本病的可能。

另一方面，对于granular type型，仅用颗粒状阴影表现来诊断为本病是困难的，与glycongenic acanthosis时呈颗粒状多发小隆起的表现等不易鉴别。需要确认是否有纵行沟、轮状沟等。

表3显示了可以进行X线回顾研究的5个病例（对象9～11，13，14）和不同时间点X线的变化。发现时含有ringed type或包含ringed type的mixed type的病例，但回顾以前的影像，都是linear type型表现，像〔**病例4，对象9（图5c～f）**〕或〔**病例7，对象13（图**

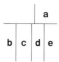

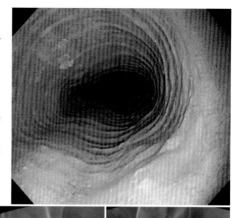

图8 [病例7]

a 常规内镜影像。发现全周性的环状槽。

b 确诊时检诊食管X线造影影像。发现胸中段食管上比草席状纹更粗的横穿褶皱。

c 确诊前2年食管X线第一斜位影像。发现胸中段食管有很多横穿的变化，但不清晰。

d,e 确诊前4年（d）、7年（e）的食管X线第一斜位影像。

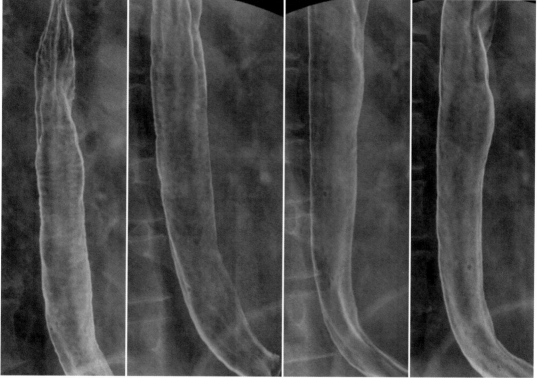

表2 诊断时X线造影表现分类

对象	诊断时X线造影表现分类	对象	诊断时X线造影表现分类
EGD发现病例		食管·胃同时集中检查病例	
1[病例8]	granular–linear mixed type	9[病例4]	linear–ringed mixed type
2	linear type	10[病例5]	linear–granular–ringed mixed type
3[病例1]	ringed–linear mixed type	11[病例6]	ringed type
4	linear type	12	linear type
5[病例2]	granular–linear mixed type	13[病例7]	ringed–linear mixed type
6	linear type	14	linear type
7	linear type		
8[病例3]	ringed–linear mixed type		

表3 可以进行X线回顾研究的5个病例

对象	8年前	7年前	4年前	3年前	2年前	诊断时X线造影表现分类
9[病例4]	linear		linear–ringed		linear–ringed	linear–ringed mixed
10[病例5]	linear		linear		linear	linear–granular–ringed mixed
11[病例6]	linear				ringed	ringed
13[病例7]		linear	linear		linear–ringed	ringed–linear mixed
14		linear		linear	linear	

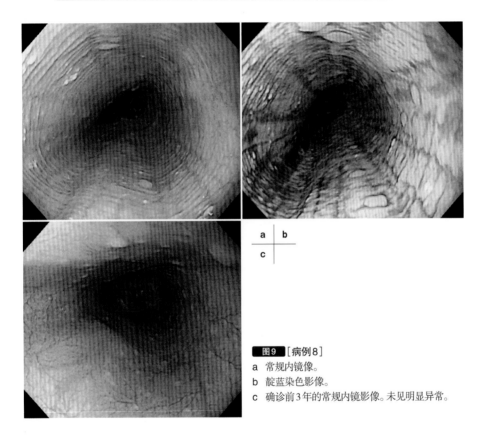

图9 [病例8]
a 常规内镜像。
b 靛蓝染色影像。
c 确诊前3年的常规内镜影像。未见明显异常。

8b~e)〕那样,环状变化逐渐变强。相反,未发现ringed type型转转变成linear type型的病例。

这次为了进行X线的研究,EGD发现的人群没有作为回顾性研究的对象,但是是[病例1,对象3]从发现到之后的6年内都没有发现内镜影像学的变化。另外[病例8,对象1(图9a,b)]在发现前3年有过内镜检查经历(图9c),3年前的检查影像很难指出明确的异常。

从这些病例中考虑到本病的时间变化,首先会出现纵行的变化,呈单线状或裂纹状[5]的纵行沟会变得突出。之后,如横穿槽之间架桥那样出现了轮状槽,如〔病例5,对象10(图6a,b)〕所示,在纵行的黏膜上形成了宽度较低的高低差(白色色调稍高的部分和发红调稍低的部分),在稍低的部位,轮状槽明显。即使是白色色调稍高的部分,轮状槽的形成也是连续的,就像鱼的脊梁骨一样。虽然不知道这个高低落差的原因,但是在持续的慢性炎症的时间性变化中,从纵横沟早期阶段开始,可以认为轮状沟之后会出现。

　　另一方面，也有像〔病例3，对象8〕那样纵行槽即使没有单线性且宽度较大的黏膜落差，也有出现明显的环周性环状槽的病例，在少量空气背景下的X线造影影像(图4c)中也可以称之为蛇腹状(bellows like apearance)表现，即本病的X线造影影像中出现了特征性的环状槽。这可能是以与通常观察到的草席状图案相同的机制，在环状改变基础上收缩，并可能进行性加重，如上所述，只有在持续慢性炎症阶段才会出现环形槽。内镜观察到的轮状沟如果程度较轻的话，或可观察到[5]，相反，在清楚观察到轮状沟的情况下，可以认为是慢性炎症的持续，报告指出炎症活动期时间越长、狭窄的频率越高[19]，也有伸展不良、缩小并可能发展呈食管狭窄。

　　本次研究没有出现狭小、狭窄的病例，而且研究纳入的病例数量有限，单靠本文所述的内容不能称之为本症完整的时间变化，所以完善本病的进程也需要更多的病例进行分析。另一方面，granular type与时间变化没有特别的关联；颗粒状变化可能主要是内镜观察到相当于eosinophilic microabscess的白斑[16]，即白斑的出现及其多寡，这些表现可能与本症的时间变化没有太大的相关性。

　　另外，虽然对EoE没有明确的治疗方针，但在对PPI没有反应的对象2和对象4的两个例子中，使用了过敏性鼻炎等经常使用的小青龙汤，一个病例得到改善，另一个病例无变化。

结束语

　　关于EoE的X线诊断，结合内镜所见，分析了X线检查的优点及回顾其变化。EoE的病例很少，为了积累和阐明其特点，不仅用内镜发现，本文如能对在综合体检中的食管放射检查中的获得有一点帮助就太好了。

参考文献

[1] Straumann A, Spichtin HP, Grize L, et al. Natural history of primary eosinophilic esophagitis : a follow-up of 30 adult patients for up to 11.5 years. Gastroenterology 125: 1660-1669, 2003

[2] Dellon ES, Kim HP, Sperry SL, et al. A phenotypic analysis shows that eosinophilic esophagitis is a progressive fibrostenotic disease. Gastrointest Endosc 79: 577-585, 2014

[3] 木下芳一，千葉勉，松井敏幸，他. 好酸球性食管炎/好酸球性胃腸炎の疾患概念確立と治療指針作成のための臨床研究—平成21年度総括・分担研究報告書. 厚生労働科学研究費補助金難治性疾患克服研究事業, 2010

[4] 木下芳一，大嶋直樹，石村典久，他. 好酸球性消化管疾患の診断基準. 胃と腸 48:1853-1858, 2013

[5] 阿部靖彦，野村栄樹，佐藤剛司，他. 好酸球性食管炎の診断. Gastroenterol Endosc 56:3378-3393, 2014

[6] 細井董三，菊池好子，平塚伸，他. 間接食管集検における早期食管癌の拾い上げ. 胃と腸 32:1289-1297, 1997

[7] 小田丈二，細井董三，入口陽介，他. 検診診断のポイント—食管. 臨画像 19:299-306, 2003

[8] 小田丈二，細井董三. 食管がん検診および診療の実際. 老年消病 18:7-12, 2007

[9] 小田丈二，入口陽介，水谷勝，他. 食管表在癌のX線診断—X線集団検診による食管表在癌の拾い上げと精密X線における側面変形による深達度診断の有用性. 臨消内科 25:769-779, 2010

[10] 小田丈二，入口陽介，水谷勝，他. 食管表在癌 4. 食管表在癌のスクリーニング—1）X線. 胃と腸 46:592-600, 2011

[11] 小田丈二，入口陽介，水谷勝，他. 好酸球性食管炎の1例. 胃と腸 48:1939-1944, 2013

[12] Dobbins JW, Sheahan DG, Behar J. Eosinophilic gastroenteritis with esophageal involvement. Gastroenterology 72: 1312-1316, 1977

[13] Landres RT, Kuster GG, Strum WB. Eosinophilic esophagitis in a patient with vigorous achalasia. Gastroenterology 74: 1298-1301, 1978

[14] Attwood SE, Smyrk TC, Demeester TR, et al. Esophageal eosinophilia with dysphagia. A distinct clinicopathologic syndrome. Dig Dis Sci 38: 109-116, 1993

[15] Liacouras CA, Wenner WJ, Brown K, et al. Primary eosinophilic esophagitis in children : successful treatment with oral corticosteroids. J Pediatr Gastroenterol Nutr 26: 380-385, 1998

[16] Furuta GT, Liacouras CA, Collins MH, et al. Eosinophilic esophagitis in children and adults : a systematic review and consensus recommendations for diagnosis and treatment. Gastroenterology 133: 1342-1363, 2007

[17] 木下芳一，大嶋直樹，石村典久，他. 好酸球性消化管障害の診断と治療. 日消誌 110:953-964, 2013

[18] 相見正史，木下芳一. 好酸球性食管炎—注目の疾患. 成人病と生活習慣病 40:906-910, 2010

[19] Schoepfer AM, Safroneeva E, Bussmann C, et al. Delay in diagnosis of eosinophilic esophagitis increases risk for stricture formation in a time-dependent manner. Gastroenterology 145: 1230-1236, 2013

Summary

Radiological Diagnosis of Eosinophilic Esophagitis and Retrospective Study

Johji Oda[1], Yousuke Iriguchi,
Masaru Mizutani, Satoshi Takayanagi,
Yasuhiro Tomino, Tetsuro Yamazato,
Daisuke Kishi, Hidetoshi Oomura,
Takayoshi Shimizu, Makiko Hashimoto,
Akiko Nakagawara, Akihiko Yamamura[2],
Tozo Hosoi[1]

We studied esophageal X-ray images of 14 cases of eosinophilic esophagitis diagnosed by endoscopy and biopsies. We categorized the cases into four types : ringed, linear, granular, or mixed type. It was ringed type or mixed type including ringed type to doubt this disease for X-ray images. We investigated the five cases that retrospective X-ray examination was possible. Linear type appeared earlier, later becoming ringed or mixed type, and there was no ringed type that became linear type.

[1] Department of Gastroenterology, Tokyo Metropolitan Cancer Detection Center, Tokyo
[2] Department of Pathology, Tokyo Metropolitan Cancer Detection Center, Tokyo

嗜酸性粒细胞性食管炎的图像诊断

——内镜检查

浅野 直喜[1]

小池 智幸

菅野 武

八田 和久

浅沼 清孝

宇野 要

今谷 晃

下濑川 彻

摘要●嗜酸性粒细胞性食管炎是由于某种原因，在食管上皮内嗜酸性粒细胞浸润而导致的慢性炎症持续，呈现进食阻塞感和吞咽障碍等症状的疾病。与特异性皮炎、支气管哮喘等疾病合并发生的频率高，其病因有可能与食物等作为过敏源的Th2型慢性炎症有关。最终的诊断是根据活检病理组织证明嗜酸性粒细胞浸润的表现和自觉症状来进行的，但是从特征性的内镜观察中可以强烈怀疑本症的情况很多，预先知道内镜像是有用的。本文就嗜酸性粒细胞性食管炎的内镜诊断进行了解释。

关键词　嗜酸性粒细胞性食管炎　内镜诊断　嗜酸性粒细胞性消化道疾病　食管嗜酸性粒细胞浸润　eosinophilic esophagitis

[1] 东北大学医院消化内科　〒980-8574仙台市青叶区星陵町1-1
E-mail：asanon@med.tohoku.ac.jp

前言

　　嗜酸性粒细胞性食管炎(eosinophilic esophagitis, EoE)是引起进食阻塞感和吞咽障碍等自觉症状的疾病，被认为是食管过敏性疾病。在日本的诊断指针中，通过自觉症状和食管黏膜的活检，确认上皮内存在15个/HPF以上的嗜酸性粒细胞来进行诊断。在食管黏膜进行活检之前，首先要怀疑本症，因此了解其特征性的内镜表现是很重要的。本文就EoE的内镜影像进行了解说。

EoE的内镜诊断

　　EoE是由于某种原因引起的嗜酸性粒细胞浸润食管黏膜而导致的慢性炎症，表现出进食阻塞感和吞咽障碍等症状的疾病。原因不明，但6种限制饮食(小麦、乳制品、大豆、鸡蛋、坚果、鱼贝类以外的饮食)在50%~75%的患者中可改善内镜下表现及自觉症状，再摄取这些物质后，再次出现嗜酸性粒细胞浸润食管黏膜的情况[1]，以及该患者经常合并过敏性皮炎和支气管哮喘等疾病[2,3]，对食物的过敏反应与该发病有关。另外，IL-5中和抗体[4,5]和IL-13中和抗体[6]使得浸润在食管上皮中的嗜酸性粒细胞数量减少和自觉症状减轻，因此认为Th2型免疫反应起到了重要作用。

　　因主诉进食阻塞感、吞咽障碍等自觉症状而怀疑EoE时，要进行上消化道内镜检查。内镜检查中发现其特征时，可进行活检，并与诊断结合[7-9]。但是，也有报告显示约25%的EoE患者内镜像正常[10]，如果因症状而怀疑本病，即使未发现内镜

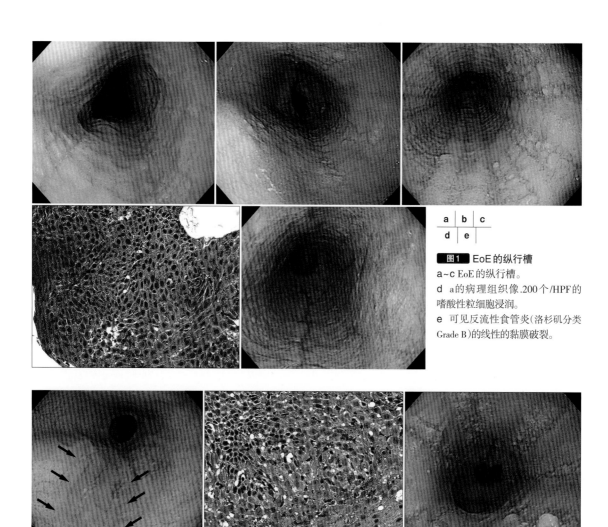

a	b	c
d	e	

图1 EoE 的纵行槽
a~c EoE 的纵行槽。
d a的病理组织像.200个/HPF的嗜酸性粒细胞浸润。
e 可见反流性食管炎(洛杉矶分类Grade B)的线性的黏膜破裂。

a	b	c

图2 EoE和反流性食管炎并存的病例
a 与相当于洛杉矶分类Grade B的黏膜破裂一起出现,发现由于嗜酸性粒细胞浸润而导致的局部范围内的血管网减少(箭头),发现纵行槽,白斑。
b a的病理组织像(×400)。40个/HPF的嗜酸性粒细胞浸润。
c 发现整周纵行沟和白斑的食管上同时出现了相当于洛杉矶分类GradeB的反流性食管炎。

表现异常,也需要积极进行活检。现在对报告中EoE的病例较多的内镜表现进行说明,与其说单个的内镜表现是单独发现,往往多个内镜特点被发现的情况比较多。也有报告说这些内镜所见的评分对EoE的诊断有用[11],但是最终诊断需要病理组织学的报告,所以内镜检查时必须进行活检。

1. 纵横沟(longitudinal furrows)

这是食管长轴方向的沟槽的表现。与洛杉矶分类Grade B相当的反流性食管炎时所发现的红色直线状的黏膜损伤(mucosal break)(图1 e)不同,它被认为是像龟裂状和铺石状一样,在肥厚的食管壁上发现的白色锯齿状的沟槽。在伴有反流性食管炎的病例中,也有可能与mucosal break并存(图2)。

2. 轮状槽(esophageal rings)

在食管的短轴方向上行驶的同心圆状的沟槽,被识别为鳍(图3)。高度类似气管软骨表现。与食管蠕动表现的收缩环不同,在蠕动消失后也可以识别。很多时候会成为怀疑EoE的存在的契机,但是轻度的轮状槽也会在胃食管反流症等中被发现。

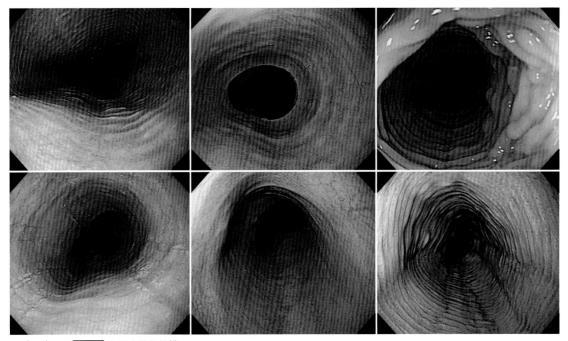

a	b	c
d	e	f

图3 EoE中的轮状槽

a~d 各种各样的轮状沟。b中，轻度的食管内腔狭窄化，c中黏膜浮肿，d中可见纵行沟和白斑并存。
e,f 白光观察（e）中难以识别的环状槽，通过NBI观察（f）变成浅驼色，可清晰描绘出来。

3. 白斑（white plaques），白色渗出物（white exudates）

此特点被认为是附着在食管上皮上的颗粒状或粘液状的白色的渗出物。在活检病理组织标本中，对应出现相当于聚积了嗜酸性粒细胞的嗜酸性微脓肿[9]。颗粒状白斑出现时须与真菌性食管炎鉴别，但是在EoE中，伴随着纵行沟和轮状沟等其他的内镜所见的情况很多，在鉴别时这些可以加以区别（图4a, b，图5a）。另外，如果发现为粘液状的话，需鉴别剥离性食管炎的可能题，可以参考内服药剂来确认（图4c，图5b）。内镜难以区分时需要活检鉴别。

4. 黏膜浮肿（edema），血管减少（decreased vasculature）

黏膜的白浊，被认为是血管的降低、消失。与相当于洛杉矶分类Grade M的反流性食管炎相比，本病白浊的程度更强，给人一种黏膜本身肥厚的印象（图6a~c）。在部位上，Grade M的反流性食管炎引起的黏膜白浊局限于下部食管，与此不同的是，EoE引起的黏膜浮肿不仅在下部食管，在上至中部食管中也有发现的。但是，在局限于食管胃结合部附近的EoE的时，两者很难区分（图6b, c）。在白光观察难以识别的情况下，通过NBI（narrow band imaging）观察发生水肿的黏膜时黏膜呈浅驼色[12]，更容易识别（图6d, e）。

5. 内腔狭窄（narrowing of the esophagus）

食管上皮的嗜酸性粒细胞浸润引起的炎症，黏膜浮肿达到程度后，食管内腔会变得狭窄（图7）。炎症长期持续的情况下，会产生黏膜下层的纤维化，进而导致食管内腔的狭窄。

EoE和PPI-REE

上述内镜观察，在通过类固醇吞咽的局部疗法后可以得到改善[7, 9]。作为EoE的治疗病例，治疗前（图8a, b）以及fluticasone吞下疗法治疗后6个月后的内镜像（图8c, d）。虽然轮状沟还有出现，但经治疗，黏膜白浊、纵贯沟、白斑等有明显的改善。这个病例治疗后主诉症状完全消失了。

内镜上有上述怀疑EoE的表现，报告说即使

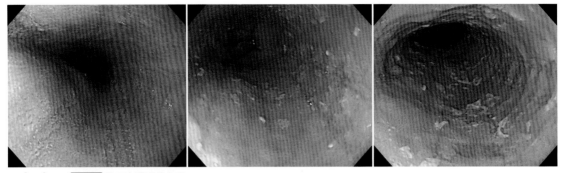

a	b	c

图4 EoE 上看到的白斑

a　与纵行沟一起发现细颗粒状的白斑。
b　看到稍大的颗粒状白斑和纵行沟。
c　发现黏液状白斑、轮状沟、纵行沟。

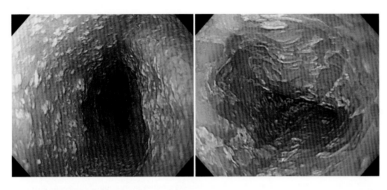

a	b

图5 类似于 EoE 白斑的内镜观察疾病

a　真菌性食管炎。发现白色颗粒附着,但不见纵行沟。
b　剥落性食管炎。内服了直接凝血酶抑制剂。

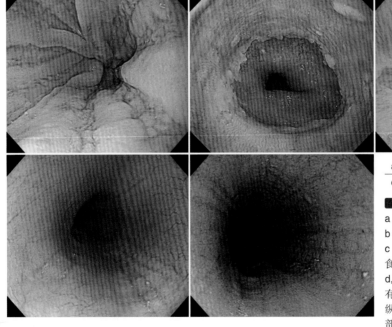

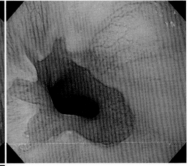

a	b	c
d	e	

图6 EoE 黏膜浮肿

a　黏膜浮肿,发现纵行沟。
b　食管胃结合处的 EoE 病例。黏膜浮肿。
c　相当于洛杉矶分类 Grade M 的反流性食管炎病例。
d,e　白光观察(d)发现食管 4~5 点方向有一部分血管网减少的部位。该部位有纵行沟,也有白斑。在 NBI 观察(e)中该部位呈浅驼色,更容易识别。甚至在 12 点方向也有同样的意见。

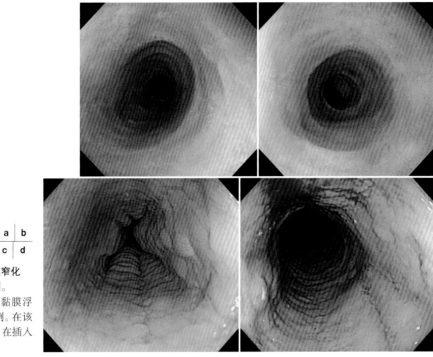

a | b
c | d

图7 EoE 引起的内腔狭窄化

a,b 内腔狭窄化的 EoE 病例。

c,d 内腔狭窄化同时存在黏膜浮肿、纵行沟、轮状沟的病例。在该病例中，由于内腔狭细化，在插入内镜时发生了开裂。

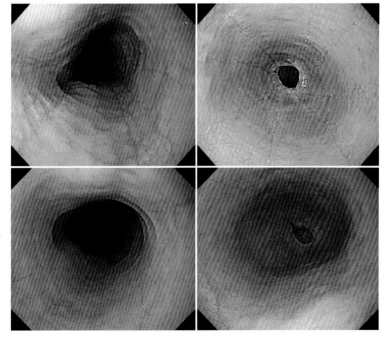

a | b
c | d

图8 EoE 的治疗病例

a,b 治疗前。发现纵行沟、轮状沟、白斑、黏膜浮肿。

c,d 治疗 6 个月后。通过类固醇吞咽，自觉症状、内镜所见均得到改善。

在病理组织学的检索中确认了大量嗜酸性粒细胞浸润的情况下，也有病例能通过服用质子泵抑制剂（PPI）来改善内镜表现、病理组织学表现、自觉症状等。图9所示的病例，通过给病人PPI治疗，自觉症状，内镜像，嗜酸性粒细胞浸润有了明显的改善（图9b）。这种酸分泌抑制剂改善症状及内镜图像的病例称为PPI反应性食管嗜酸性粒细胞浸润（PPI-respon-sive esophageal eosinophilia, PPI-

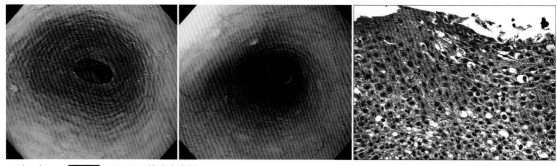

| a | b | c |

图9 PPI-REE 的治疗病例
a 治疗前。
b 治疗后。PPI内服自觉症状和内镜观察均得到改善。
c a的病理组织像可见50个/HPF的嗜酸性粒细胞浸润。

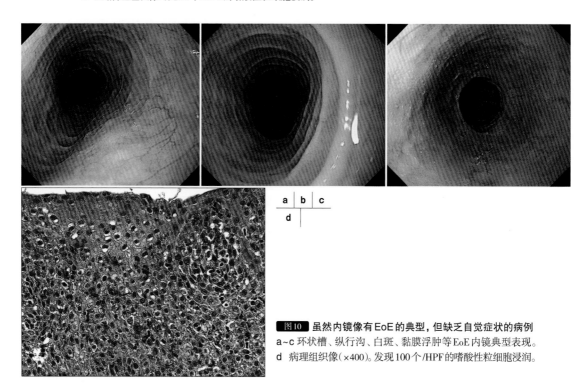

a	b	c
d		

图10 虽然内镜像有EoE的典型，但缺乏自觉症状的病例
a~c 环状槽、纵行沟、白斑、黏膜浮肿等EoE内镜典型表现。
d 病理组织像(×400)。发现100个/HPF的嗜酸性粒细胞浸润。

REE)，与EoE有所区别[13]。PPI-REE的内镜观察多在食管胃结部附近被发现，推测其发病机制中胃酸反流在起着重要作用的可能性，研究显示单凭内镜无法区分两者[14, 15]。另外，在当前EoE的诊断标准中，"对PPI的反应性不良"是参考项目之一，但关于PPI-REE和EoE，PPI本身也有抗炎症作用，也抑制了参与嗜酸性粒细胞迁移的细胞因子的产生[16]等，两者能不能严格区别还有待商榷[17]。

无症状的食管嗜酸性粒细胞浸润病例

EoE现在的诊断标准中有症状是必须的项目。但是，EoE中呈现出特征性的内镜像，也有在活检病理组织标本中确认嗜酸性粒细胞浸润的同时缺乏自觉症状的病例，这些病例将成为研究课题。即使无症状，由于对食管黏膜的嗜酸性粒细胞浸润和持续的炎症，也会引起食管黏膜下层的纤维化，最终有可能导致食管内腔狭窄。在发生这样不可逆的变化之前最好进行治疗介入，但目前"有自觉症状"诊断标准必须项，因此无症状患者必须进行治疗介入是不可能的。图10所示的病例是，在进行上消化道内镜检查时，可见环状沟、纵行沟、白斑、黏膜浮肿（图10a～c），从活检病理组织中可见浸润100个/HPF的嗜酸性粒细胞，但缺乏自觉症状。今后，为了能够介入此类病例的治疗，从诊断标准中需要考虑是否应去除"自觉症状"项。

结语

以上，对EoE的特征性内镜像进行了说明。在诊断标准中，内镜像是参考项目，只通过内镜表现无法诊断，但是为了明确嗜酸性粒细胞浸润活检前，首先需要从内镜像中怀疑本症。如果本文对EoE病例的发现和诊断有一点贡献，笔者将无比高兴。

谢词

感谢在撰写本稿时给予很大的协助的山形大学医学部内科学第二讲座的阿部靖彦老师和宫城县对癌协会的千叶隆士老师。

参考文献

[1] Arias Á, González-Cervera J, Tenias JM, et al. Efficacy of dietary interventions for inducing histologic remission in patients with eosinophilic esophagitis：A systematic review and meta-analysis. Gastroenterology 146：1639-1648, 2014

[2] Liacouras CA, Furuta GT, Hirano I, et al. Eosinophilic esophagitis：updated consensus recommendations for children and adults. J Allergy Clin Immunol 128：3-20, 2011

[3] Krupp NL, Sehra S, Slaven JE, et al. Increased prevalence of airway reactivity in children with eosinophilic esophagitis. Pediatr Pulmonol 51：478-483, 2016

[4] Straumann A, Conus S, Grzonka P, et al. Anti-interleukin-5 antibody treatment（mepolizumab）in active eosinophilic oesophagitis：a randomised, placebo-controlled, double-blind trial. Gut 59：21-30, 2010

[5] Assa'ad AH, Gupta SK, Collins MH, et al. An antibody against IL-5 reduces numbers of esophageal intraepithelial eosinophils in children with eosinophilic esophagitis. Gastroenterology 141：1593-1604, 2011

[6] Rothenberg ME, Wen T, Greenberg A, et al. Intravenous anti-IL-13 mAb QAX576 for the treatment of eosinophilic esophagitis. J Allergy Clin Immunol 135：500-507, 2015

[7] 木下芳一，石原俊治，天野祐二，他. 好酸球性食管炎の診断と治療. Gastroenterol Endosc 53：3-15, 2011

[8] 阿部靖彦，野村栄樹，佐藤剛司，他. 好酸球性食管炎の診断. Gastroenterol Endosc 56：3378-3393, 2014

[9] Abe Y, Sasaki Y, Yagi M, et al. Diagnosis and treatment of eosinophilic esophagitis in clinical practice. Clin J Gastroenterol 10：87-102, 2017

[10] Müller S, Pühl S, Vieth M, et al. Analysis of symptoms and endoscopic findings in 117 patients with histological diagnoses of eosinophilic esophagitis. Endoscopy 39：339-344, 2007

[11] Hirano I, Moy N, Heckman MG, et al. Endoscopic assessment of the oesophageal features of eosinophilic oesophagitis：validation of a novel classification and grading system. Gut 62：489-495, 2013

[12] Ichiya T, Tanaka K, Rubio CA, et al. Evaluation of narrow-band imaging signs in eosinophilic and lymphocytic esophagitis. Endoscopy 49：429-437, 2017

[13] Dellon ES, Gonsalves N, Hirano I, et al. ACG clinical guideline：Evidenced based approach to the diagnosis and management of esophageal eosinophilia and eosinophilic esophagitis. Am J Gastroenterol 108：679-692, 2013

[14] Warners MJ, van Rhijn BD, Curvers WL, et al. PPI-responsive esophageal eosinophilia cannot be distinguished by endoscopic signs. Eur J Gastroenterol Hepatol 27：506-511, 2015

[15] Jiao D, Ishimura N, Mauyama R, et al. Similarities and differences among eosinophilic esophagitis, proton-pum inhibitor-responsive esophageal eosinophilia, and reflux esophagitis：comparisons of clinical, endoscopic. And histopathological findings in Japanese patients. J Gastroenterol 52：203-210, 2017

[16] Park JY, Zhang X, Nguyen N, et al. Proton pump inhibitors decrease eotaxin-3 expression in the proximal esophagus of children with esophageal eosinophilia. PLoS One 9：e101391, 2014

[17] Molina-Infante J, Gonzalez-Cordero PL, Lucendo AJ. Proton pump inhibitor-responsive esophageal eosinophilia：still a valid diagnosis? Curr Opin Gastroenterol 33：285-292, 2017

Summary

Endoscopic Diagnosis of Eosinophilic Esophagitis

Naoki Asano[1], Tomoyuki Koike, Takeshi Kanno, Waku Hatta, Kiyotaka Asanuma, Kaname Uno, Akira Imatani, Toru Shimosegawa

Eosinophilic esophagitis is a digestive disorder causing dysphagia. It is caused by eosinophil infiltration in the esophageal epithelium due to Th2-related chronic inflammation. Eosinophilic esophagitis is diagnosed by the combination of subjective symptoms and histopathological examination results. By recognizing the endoscopic findings of eosinophilic esophagitis, one could suspect the existence of the disease and perform biopsy during endoscopy, which will lead to diagnosis. Therefore, it is crucial to understand the common endoscopic findings of the disease. Here we explain the commonly detected endoscopic findings of eosinophilic esophagitis.

[1] Department of Gastroenterology, Tohoku University Hospital, Sendai, Japan

嗜酸性粒细胞性食管炎的图像诊断

——超声内镜/CT的诊断

山部 茜子[1]

入泽 笃志

涩川 悟朗

佐藤 爱

阿部 洋子

荒川 典之

高崎 祐介

牧 匠

吉田 荣继

五十岚 亮

山元 胜悟

摘要●嗜酸性粒细胞性食管炎(EoE)是食管壁上嗜酸性粒细胞性炎症引起的食管狭窄,食管功能不全所引起的疾病。EoE须从临床和病理两方面进行诊断和治疗,尤其内镜组织活检是诊断不可或缺的。即使被诊断为EoE特征的内镜所见也有漏诊的情况,这时通过CT和超声波内镜检查(EUS)的食管壁肥厚也可成为怀疑该疾病的理由。另外,即使通过治疗得到症状和内镜的生检的组织学的改善,黏膜下层和固有肌层的壁肥厚。有报告说仍残留管壁肥厚便中止治疗时容易复发,因此在治疗效果判定中需要通过CT和EUS把握整个食管壁的改变。

关键词　嗜酸性粒细胞性食管炎　CT　超声波内镜(EUS)

[1] 福岛县立医科大学会津医疗中心—消化内科学
〒969–3492会津若松市河东町谷泽字前田21–2　E–mail：irisawa@fmu.ac.jp

前言

嗜酸性粒细胞性食管炎是一种慢性过敏性疾病,它通过空气中的抗原和摄取的食物将嗜酸性粒细胞浸润到食管黏膜上皮内,产生咽下困难、异物感、胸痛、GERD(gastroesophageal reflux disease)等表现为胸部灼通症状。1977年Dobbins等[1]将这种病作为嗜酸性粒细胞性肠胃炎(eosinophilic gastroenteritis, EGE)时食管的伴随病变而首次报告,在日本,2006年由Furuta等[2]对此病作了首次报告。在厚生劳动省研究小组会议上制定的EoE诊断指南[3]中,提出EoE的图像诊断中,除了通常内镜观察之外,还通过CT或超声波内镜检查来发现食管管壁的肥厚。

在Kim等[4]的报告中的4668例EoE有2742例患者对照内镜结果发现食管黏膜纵行槽48%、环状狭窄44%、白斑及渗出物27%,其灵敏度15%~48%,特异度90%~95%,17%的病例中未发现内镜异常。在日本的文献中也报告了出现百分比分别时纵横沟35%、白斑23%、环状狭窄19%,有42%的内镜所见无异常[3],此时CT和EUS发现管壁肥厚是怀疑EoE的关键依据。另外,作为在CT和EUS发现的全周性食管壁肥厚的鉴别诊断,包括恶性肿瘤[5],反流性食管炎和真菌感染,结核,梅毒等的炎症性疾病[5],贲门失弛缓症[6, 7]和弥漫性食管痉挛[8]等,在EoE的诊断时,需要综合判断症状、常规内镜所见和病理组织学的观察、食管X线造影检查、食管内压检查、食管运动功能检查等。本文将结合病例对EoE诊断中的CT和EUS图像进行说明。

EUS/CT 在 EoE 诊断中的作用

EoE 的 CT 检查结果显示，64% 的患者可见食管壁厚[3]。而且，EoE 的 EUS 检查结果显示，食管壁厚度约为正常的 2 倍，其中扁平上皮的厚度与正常厚度一致，EoE 的食管壁肥厚主要在黏膜固有层、黏膜下层以及固有肌层[9]。作为食管壁肥厚的标准，Straumann 等[9] 的文献报告中，比较了 EoE 患者的食管壁和正常食管壁的厚度，食管壁整体厚度为 4.16 ± 1.20mm vs 18 ± 0.35mm（$P < 0.0001$），黏膜层为 0.75 ± 0.42mm vs 36 ± 0.10mm（$P < 0.0001$），黏膜下层为 1.31 ± 0.77mm vs 0.45 ± 0.12mm（$P < 0.0001$），固有肌层为 0.82 ± 0.25mm vs 0.55 ± 0.12mm（$P < 0.0001$）。壁厚的主要位置多为黏膜和黏膜下层，但也有以固有肌层为主体的报道[10, 11]。Stevoff 等[12] 的研究表明，实际黏膜/固有肌层的嗜酸性粒细胞浸润数量比诊断意义重大，但嗜酸性粒细胞的浸润程度和管壁各层的肥厚程度不一定相关。另外，Aceves 等[13, 14] 的文献报告说，在常规活检中能够很好地采集到固有肌层的比例是 50.68%，因此在怀疑 EoE 的食管壁肥厚、而常规活检未能诊断的情况下，需要参考 EUS-FA（EUS-guided fineedle aspiration）的诊断[11]。

另外，Straumann 等[9] 报告称，即使通过类固醇治疗得到症状缓解和内镜活检的组织学改善，黏膜下层和固有肌层的壁肥厚仍存在，仅通过改善症状和黏膜表面的活检便中止治疗的话，停药 3 个月内复发的比例较多。如上所述，笔者[15] 曾在研究了 EoE 的治疗过程中 EUS 的变化，并研究了判断适当治疗结束时间的病例。在 EoE 的治疗中，需要改善黏膜下层及更深组织的嗜酸性粒细胞浸润和纤维化，但是 CT 难以正确掌握食管壁层结构。从这个观点来看认为 EUS 在本病疗效判定中非常有用。

病例

文献[11, 15] 展示了 EoE 的 2 个病例。2 个病例都是在诊断和治疗后的观察中行 EUS 检查显示有用的病例。

[病例 1]

患者：50 多岁，女性。

主诉：胸痛，食管堵塞感。

现病史：一周数次胸痛和进食疲劳感而到附近医院就诊。上消化管内镜检查（EGD）显示轻度反流性食管炎，口服 2 个月质子泵抑制剂（proton pump inhibitor, PPI）症状没有改善，转至笔者所在医院受诊。采血不见炎症反应，未见嗜酸性粒细胞、IgE 上升。

EGD 检查所见：食管中下部的气管样环状狭窄和黏膜的苍白混浊浮肿（图 1a）。

EUS 可见：各层结构肥厚不明显，肥厚最明显的下段食管壁整体厚度为 6.8mm（图 1b）。肥厚明显处考虑黏膜下层。

胸腹造影 CT 发现：中下段食管均匀全周性管壁肥厚（图 1c）。

食管 X 线造影可见：中段食管到下段食管的念珠状所见（图 1d）。

病理组织学表现：主要是以上皮内深部的间质为中心，发现 20 个/HPF（high power field）以上的嗜酸性粒细胞浸润（图 1 e, f）。

根据临床表现和病理组织影像诊断为 EoE，在吸入类固醇药（100μg/d）咽部喷咽进行食管内局部用药治疗。从开始治疗后 5 天左右开始慢慢地确认自觉症状缓解，但是在 EUS 中还可见到残留管壁肥厚，所以继续原治疗，并以管壁肥厚最强的下段食管管壁厚度为基准，定期在 EUS 下测量食管管壁厚度并判定治疗效果。治疗前食管管壁整体厚度为 6.8mm，治疗后第 17 天为 5.2mm，第 73 天为 4.1mm，第 143 天为 2.6mm，症状完全缓解后在 EUS 下认定为结构恢复正常，壁肥厚消失时治疗结束。此外，在治疗结束前进行的活检，未再发现嗜酸性粒细胞浸润。治疗结束约 5 年后仍未发现复发。本例显示了治疗后使用 EUS 经过观察的重要性的珍贵病例。

[病例 2]

患者：60 多岁，男性。

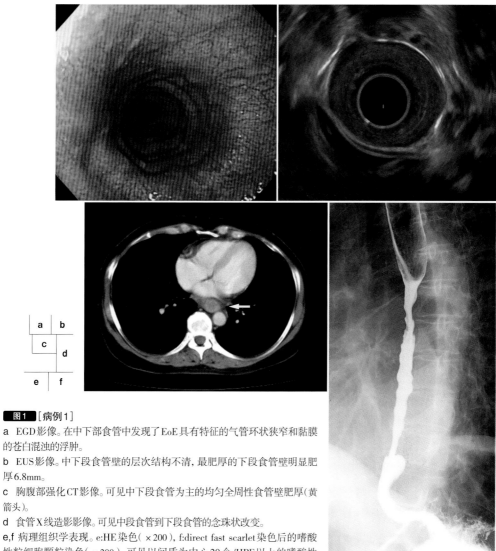

图1 [病例1]

a EGD影像。在中下部食管中发现了EoE具有特征的气管环状狭窄和黏膜的苍白混浊的浮肿。

b EUS影像。中下段食管壁的层次结构不清,最肥厚的下段食管壁明显肥厚6.8mm。

c 胸腹部强化CT影像。可见中下段食管为主的均匀全周性食管壁肥厚(黄箭头)。

d 食管X线造影影像。可见中段食管到下段食管的念珠状改变。

e,f 病理组织学表现。e:HE染色(×200),f:direct fast scarlet染色后的嗜酸性粒细胞颗粒染色(×200)。可见以间质为中心20个/HPF以上的嗜酸性粒细胞。

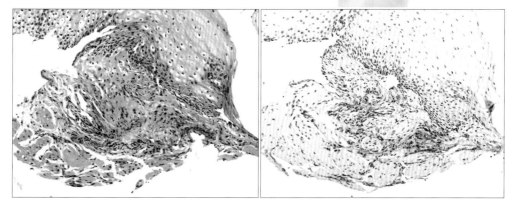

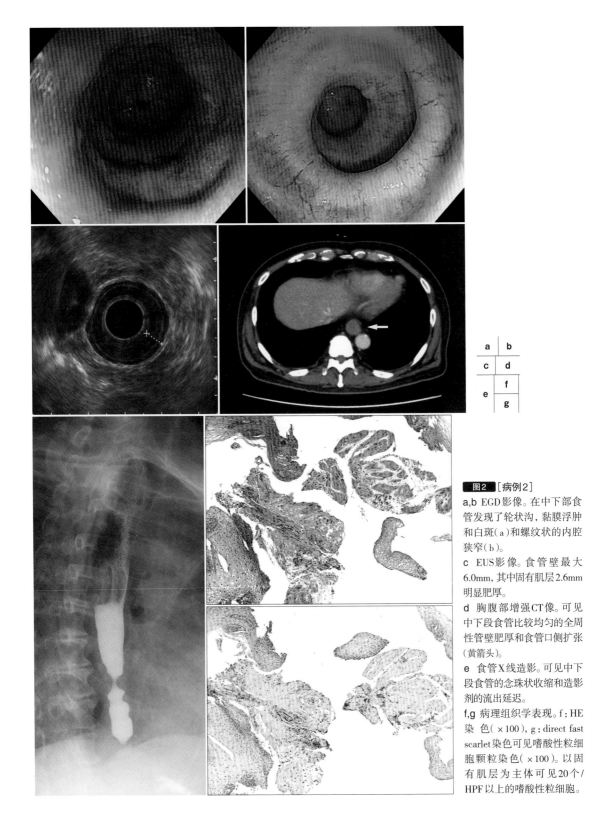

图2 [病例2]

a,b EGD影像。在中下部食管发现了轮状沟，黏膜浮肿和白斑（a）和螺纹状的内腔狭窄（b）。

c EUS影像。食管壁最大6.0mm，其中固有肌层2.6mm明显肥厚。

d 胸腹部增强CT像。可见中下段食管比较均匀的全周性管壁肥厚和食管口侧扩张（黄箭头）。

e 食管X线造影。可见中下段食管的念珠状收缩和造影剂的流出延迟。

f,g 病理组织学表现。f：HE染色（×100），g：direct fast scarlet染色可见嗜酸性粒细胞颗粒染色（×100）。以固有肌层为主体可见20个/HPF以上的嗜酸性粒细胞。

主诉：胸痛，食管堵塞感。

现病史：20XX年1月中旬开始出现胸闷、食管堵塞感、胸痛，无法进食。虽然使用了硝基制剂和PPI等药物治疗，但症状没有改善，胸部CT发现食管壁肥厚，2月中旬为明确诊治，转至笔者所在医院接受治疗，血液检查可见嗜酸性粒细胞上升7.1%，IgE为527mg/dl。

EGD检查可见中下段食管发现了轮状沟、黏膜浮肿和白斑(图2a)、螺旋状的食管内腔狭窄(图2b)。

EUS检查可见中下段食管可见以固有肌层为主体的食管管壁整体的肥厚，食管壁厚度最大6.0mm，其中固有肌层2.6mm明显肥厚(图2c)。

胸腹部增强CT可见中下段食管比较均匀的全周性管壁肥厚和食管口侧扩张(图2d)。

食管X线造影可见下部食管的念珠状收缩和造影剂延迟(图2e)。

病理组织学表现中，从上、中、下段食管各执两处随机活检，但未发现上皮嗜酸性粒细胞浸润。由于EUS表现是以固有肌层为主体的管壁厚，在EUS-FNA下采集了固有肌层的组织活检后，发现了20个/HPF以上的嗜酸性粒细胞浸润(图2f, g)。另外，为了排除EGE合并的食管病变，实施胃和十二指肠黏膜的活检未发现嗜酸性粒细胞浸润。

表现为固有肌层受损主体的EoE诊断明确后开始治疗。本病例的症状是明显的经口摄食困难，在病理组织学表现上不是上皮浸润，而是以固有肌层嗜酸性粒细胞浸润为主，在血管周围也发现嗜酸性粒细胞浸润，因此在局部使用类固醇(采用吸入剂而不是吞咽型制剂)治疗，应用甲泼尼龙(methylprednisolone；mPSL)125mg/d×3d之后，改为泼尼龙(PSL)20mg/d口服，逐渐减量。开始治疗后第14天发现症状减轻，可以正常进食。在治疗前EUS的食管壁整体厚度为6.0mm(固有肌层2.6mm)，开始治疗后第21天为4.5mm(固有肌层1.8mm)，第55天为3.8mm(固有肌层1.5mm)，第91天为3.6mm(固有肌层1.5mm)，第174天为2.9mm(固有肌层1.2mm)，评价为明显改善。

结语

本文提出了EoE诊断中本学科中应用EUS进行治疗效果判定的1例和EUS-FNA诊断的固有肌层主体的1例的相关经验。在EoE的诊断中，在常规的内镜活检无法诊断时，通过CT和EUS确认食管壁是否增厚，根据需要通过EUS-FNA从更深部进行组织活检更为重要。另外，在判断治疗效果和治疗结束的时机时，仅从症状的减轻和食管上皮活检来判断，如果存在于深部残留着嗜酸性粒细胞浸润和纤维化时，疾病再发风险很高，因此掌握CT和EUS的食管壁肥厚的推移变化极为重要。

参考文献

[1] Dobbins JW, Sheahan DG, Behar J. Eosinophilic gastroenteritis with esophageal involvement. Gastroenterology 72: 1312–1316, 1977

[2] Furuta K, Adachi K, Kowari K, et al. A Japanese case of eosinophilic esophagitis. J Gastroenterol 41: 706–710, 2006

[3] 木下芳一. 好酸球性食管炎/好酸球性胃肠炎的疾患概念确立与治疗指针作成のための临床研究, 平成21年度总括・分担研究报告书. 厚生劳働科学研究费补助金难治性疾患克服研究事业, 2010

[4] Kim HP, Vance RB, Shaheen NJ, et al. The prevalence and diagnostic utility of endoscopic features of eosinophilic esophagitis: a meta analysis. Clin Gastroenterol Hepatol 10: 988–996, 2012

[5] Reinig JW, Stanley JH, Schabel SI. CT evaluation of thickened esophageal walls. AJR Am J Roentgenol 140: 931–934, 1983

[6] Rabushka LS, Fishman EK, Kuhlman JE. CT evaluation of achalasia. J Comput Assist Tomogr 15: 434–439, 1991

[7] Carter M, Deckmann RC, Smith RC, et al. Differentiation of achalasia from pseudoachalasia by computed tomography. Am J Gastroenterol 92: 624–628, 1997

[8] Nino-Murcia M, Stark P, Triadafilopoulos G. Esophageal wall thickening: a CT finding in diffuse esophageal spasm. J Comput Assist Tomogr 21: 318–321, 1997

[9] Straumann A, Conus S, Degen L, et al. Long-term budesonide maintenance treatment is partially effective for patients with eosinophilic esophagitis. Clin Gastroenterol Hepatol 9: 400–409, 2011

[10] Furuta GT, Liacouras CA, Collins MH, et al. Eosinophilic esophagitis in children and adults: a systematic review and consensus recommendations for diagnosis and treatment. Gastroenterology 133: 1342–1363, 2007

[11] Igarashi R, Irisawa A, Shibukawa G, et al. Eosinophilic esophageal myositis diagnosed by endoscopic ultrasound-guided fine-needle aspiration biopsy: a case report. Clin J Gastroenterol 9: 285–288, 2016

[12] Stevoff C, Rao S, Parsons W, et al. EUS and histopathologic correlates in eosinophilic esophagitis. Gastrointest Endosc 54: 373–377, 2001

[13] Aceves SS, Newbury RO, Dohil R, et al. Esophageal remodeling in pediatric eosinophilic esophagitis. J Allergy Clin Immunol 119：206-212, 2007

[14] Aceves SS, Newbury RO, Chen D, et al. Resolution of remodeling in eosinophilic esophagitis correlates with epithelial response to topical corticosteroids. Allergy 65：109-116, 2010

[15] Yamabe A, Irisawa A, Shibukawa G, et al. Clinical effects of eosinophilic esophagitis observed using endoscopic ultrasound. Clin J Gastroenterol 7：305-309, 2014

Summary

Diagnostic Imaging for Eosinophilic Esophagitis —Role of CT and EUS

Akane Yamabe[1], Atsushi Irisawa,
Goro Shibukawa, Ai Sato,
Yoko Abe, Noriyuki Arakawa,
Yusuke Takasaki, Takumi Maki,
Yoshitsugu Yoshida, Ryo Igarashi,
Shogo Yamamoto

EoE (eosinophilic esophagitis) is a disease resulting from esophageal stricture and dysfunction owing to eosinophilic inflammation on the esophageal wall. EoE is diagnosed through clinical and pathological approaches, especially endoscopic biopsy. However, some cases lack specific endoscopic findings for EoE in spite of the presented symptoms. In those cases, thickening of the esophageal wall may be recognized on CT and EUS (endoscopic ultrasonography). In addition, even if steroid treatment is successful in symptomatic or histological improvement, thickening of the submucosal wall and muscular layer may remain. Some previous reports suggested that EoE would relapse when treatment was stopped with wall thickening remaining. Therefore, assessing the entire esophageal wall by CT/EUS for evaluation of treatment effect is necessary.

[1] Department of Gastroenterology, Aizu Medical Center, Fukushima Medical University, Aizuwakamatsu, Japan

主 题　嗜酸性粒细胞性食管炎的诊断与治疗

嗜酸性粒细胞性食管炎的食管运动障碍

栗林 志行[1, 2]

保坂 浩子[1]

秋山 纯一[3]

中村 文彦

星 恒辉[1]

入江 江美

山田 俊哉

田中 宽人

中山 哲雄

富泽 琢

下山 康之

河村 修

柿崎 晓

草野 元康

摘要●嗜酸性粒细胞性食管炎的食管运动障碍的出现率很高。嗜酸性粒细胞性食管炎引起的食管运动障碍，其表现特征各种各样，也会出现与贲门失弛缓症同样的食管内压表现。近年来，开发了可以评价食管延伸性能的腔内功能性管腔成像探头（endoluminal functional lumen imaging probe，Endoflip®），发现嗜酸性粒细胞性食管炎的食管延展性降低。另外，联合超声波检查与食管内压检查的研究中，可见嗜酸性粒细胞性食管炎中食管的轮状肌和纵行肌的协调性可能降低。从治疗前后食管内压的观察结果来看，有报告显示，对嗜酸性粒细胞性食管炎的治疗可以改善很多病例的食管运动障碍。

关键词　嗜酸性粒细胞性食管　食管内压检查　食管运动障碍　食管延展性

[1] 群马大学医学部附属病院内科诊疗中心消化·肝脏内科
〒371-8511前桥市昭和町3丁目39-15　E-mail：shikokuri@gunma-u.ac.jp
[2] 同　临床试验部
[3] 群马大学大学院医学系研究科消化·肝脏内科学

前言

近年来嗜酸性粒细胞性食管炎（EoE）一直受到关注。在欧美，其患者可出现食管里塞满食物，甚至需要紧急内镜检查的情况。以前报道了对EoE患者的食管运动的相关研究。本文介绍EoE患者的食管运动障碍特点。

食管功能检查和EoE患者的食管运动

1. 食管生理和食管内压测定

下咽部和食管体部之间的上部食管扩约部存在高压带，用以防止食物下咽时逆流物进入咽喉和气道。另一方面，食管和胃之间也存在高压带，被称为下食管扩约部，用以防止胃食管逆流。食物吞咽下后，随着咽的收缩，上部食管总约部松弛而进入食管。食管出现从近端逐渐向远部传播的收缩波，将流入食管内的食糜从近位传送到远位。下部食管总约部随着吞咽而松弛，被蠕动波运送来的食糜流入胃内。食管运动有伴随吞咽产生的一次蠕动波和吞咽产生后的二次蠕动波，通过测定食管的内部压力，可以评价这样的食管运动。

1）常规测压法（conventional manometry）

以前，食管内压测定是选在食管内3～5处和食管胃结合部测定压力。与后述的消化道高分辨率

表1 根据常规测压法的食管运动障碍的分类

	必要项目	附加项目
食管贲门失弛缓症	食管体部的蠕动波消失 LES的不完全松弛	LESP上升(>45mmHg) 食管体部静止压力上升
弥漫性食管痉挛	同步收缩(>20%吞咽时)和间歇的正常蠕动波	反复性收缩(>2峰值) 振幅或蠕动波明显上升 自发性收缩 LES的不完全松弛
胡桃夹食管	正常蠕动收缩和下部食管的蠕动波高的增加(>180mmHg)	蠕动波振幅的延长(>6s)
高压性LES	LESP的上升(>45mmHg) LES的正常松弛 正常蠕动波	
NEMD (非特异性食管运动障碍)	右项目的任意组合	增加非蠕动波(吞咽水的>20%) 振幅的延长(>6s) 3相波 蠕动波高的下降(<30mmHg) LES的不完全松弛 逆行性蠕动

LES：食管下括约肌, LESP：食管下括约肌压, NEMD：非特异性食管运动障碍。

〔Kusano M, et al. Esophageal motor function in nonachalasia motility disorders. 日消誌 100：1095-1105, 2003 より改变〕

测压(high resolution manometry, HRM)相比, 将用传统方法测量内部压力的方法称为常规测压法(conventional manometry)。虽然常规测压法也能充分评价食管运动, 但有时也无法检测到监测点传感器之间的运动障碍。以前使用的食管运动障碍的分类, 是根据常规测压法的内部压力表现而分的, 根据特征性的内部压力观察来区分。作为食管运动障碍, 包括食管胃结合部的松弛不全和食管蠕动波的消失的贲门失弛缓症, 食管体部痉挛性的弥漫性食管痉挛, 食管体部有很强的蠕动的胡桃夹食管, 食管体部的蠕动波高度降低的食管无效运动(ineffective esophageal motility, IEM)等, **表1**显示了不同疾病及特征性的食管内部压力所见[1]。

在汇总了对EoE患者实施常规测压法的病例报告和案例系列报告中, 成人EoE病例323例中有2例是贲门失弛缓, 9例是弥漫性食管痉缩(DES), 24例是食物过敏性食管痉挛, 93例是非特异性食管运动障碍(non-specific esophageal motility disorder, NEMD), 4例是食管蠕动消失(absent peristalsis), 12例是食管下括约肌收缩无力(LES hypotensive lower esoph-agealsphincter), 这些病例中的144例(44.6%)中发现存在食管运动障碍(**表2**)[2, 3]。但有趣的是, 像这样在EoE中发现的不同类型的食管运动障碍中, 发现既有食管强烈收缩的病例, 也有食管运动能力下降的病例。

2）HRM

近年来, 随着HRM的临床应用, 食管运动障碍的诊断发生了很大的变化。与食管内的测定部位为3~5处的常规测压法相比, HRM明显增加了食管内压的测定部位。现在临床广泛使用的HRM中, 配置传感器间隔不超过1cm, 几乎没有死角, 因此可以检测出局部的食管运动障碍。关于食管运动障碍的诊断, 提倡使用HRM的芝加哥食管动力障碍分类标准, 在全世界被广泛使用。

芝加哥食管动力障碍分类标准对食管蠕动波的各要素进行了数值化, 利用该标准可以制作诊断流程图。如果使用HRM, 则参数自动计算, 通过依赖各参数的值制定的诊断流程图, 可以诊断食管运动障碍。在芝加哥食管动力障碍分类标准中, 可以明确虽然食管体部的蠕动波没有异常、但是食管胃

表2 EoE 和食管运动障碍（根据 conventional manometry 的研究）

第一作者(年份)	n	诊断						
		贲门失弛缓症	弥漫性食管痉挛	胡桃夹食管	NEMD	无蠕动	低压性	正常
Dobbins（1977）	1		1					
Landres（1978）	1	1						
Feczko（1985）	1		1					
Attwood（1993）	12				10			2
Vitellas（1993）	13		1					12
Borda（1995）	1					1		
Hempel（1996）	1		1					
Orenstein（2000）	1							1
Stevoff（2001）	1		1					
Vasilopoulos（2002）	4							4
Arora（2003）	6			1	1			4
Croese（2003）	13				5			8
Kaplan（2003）	5		1					4
Straumann（2003）	3							3
Cheung（2003）	11							11
Evrard（2004）	1	1						
Cantu（2005）	2				1			1
Remedios（2006）	23			4		1	8	10
Furuta（2006）	1		1					
Gonsalves（2006）	15		1		9			5
Nurko（2006）	17				7			10
Lucendo（2007）	12		1	3	6			2
Lucendo（2007）	29			9	17			3
Korsapati（2009）	10							10
Bassett（2009）	30			2	5			23
Hejazi（2010）	14			2	2	2	4	4
Moawad（2011）	75			3	25			47
Monnerat（2012）	20				5			15
合计	323	2(0.6%)	9(2.8%)	24(7.4%)	93(28.8%)	4(1.2%)	12(3.7%)	179(55.4%)

DES：弥漫性食管痉挛，NEMD：非特异性食管运动障碍，LES：食管下括约肌。

〔Nurko S, et al. Esophageal dysmotility in patients who have eosinophilic esophagitis. Gastrointest Endosc Clin N Am 18：73–89；ix, 2008；Santander C, et al. Impaired esophageal motor function in eosinophilic esophagitis. Rev Esp Enferm Dig 107：622–629, 2015 より改変〕

结合部的松弛不全中的食管胃结合部流出梗阻，食管胃结合部的松弛不全是看不到的，但是未发现蠕动波的蠕动缺失等新的疾病概念被提出。芝加哥分类的各参数的定义（**表3**[4]，**图1**）和芝加哥分类 v2.0（**表4,5**）[4]以及更新了的 v3.0（**表6,7**）[5]在图表中所示。其中 v2.0 到 v3.0 的变更点是，对于蠕动波高度下降

表3 芝加哥分类参数

参数	参数所示的
综合舒张压(IRP)(mmHg)	伴随吞咽的食管胃结合部的松弛压力
远端收缩积分(DCI)(mmHg·s·cm)	一次蠕动波的蠕动波×蠕动波的长度×蠕动波的持续时间
收缩减速点(CDP)(time, position)	在30mmHg的等压线上, 当蠕动波从管状食管转移到膈上壶腹部时, 传输速度变慢的转换点
收缩波前速度(CFV)(cm/s)	第1次蠕动波的传递速度
远端潜伏期(DL)(s)	从咽到1次蠕动波到达下食管为止的时间
蠕动断裂(cm)	1次蠕动波中断部分的长度

〔Bredenoord AJ, et al. Chicago classification criteria of esophageal motility disorders defined in high resolution esophageal pressure topography. Neurogastroenterol Motil 24(Suppl 1): 57–65, 2012 より改変〕

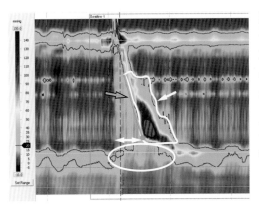

图1 芝加哥分类参数

HRM测定的正常的一次蠕动波.以彩色显示压力, 高压为红色, 低压为蓝色。上部和下部有高压带, 上部高压带为上食管总括约部, 下部高压带为下食管总括约部。吞咽随着下咽的收缩, 上部食管总括约部发生松弛, 球状物流入食管内。吞咽后食管体部整体有压力上升, 这是intrabolus pressure。上部食管总括约部松弛后, 可见从口侧向肛门侧传播的一次蠕动波。DCI(distalc)ontractile integral(ontractile integral)是以1次蠕动波中20mmHg的等压线所包围的区域的蠕动波×长度×时间来计算的。另外, 1次蠕动波的传输速度是CFV(contractile front velocity)。从伴随吞咽的上部食管总括约部松弛开始的时间开始, 1次蠕动波到达下部食管的时间为发现随吞咽后的下部食管总括约部的松弛, 伴随着吞咽, 食管胃结合部的松弛残压被计算为IRP。

表4 芝加哥分类v2.0食管压力变化评价

压力变化	定义
蠕动波的连续性	
完整收缩	没有中断部分的1次蠕动波
弱收缩—大缺损	有超过5cm的中断部分
弱收缩—小缺损	2~5cm的中断部分
蠕动失败	没有第1次蠕动波的
蠕动波的收缩模式	
早搏	DL<4.5s
超收缩	DCI>8,000mmHg·s·cm
快速收缩	CFV>9cm/s
正常收缩	上述任一项都不适用的
内部压力变化模式	
全食管加压	从上部食管总括部到食管胃结合部等压上升
隔室食管加压	从收缩部到食管胃结合部的压力上
EGJ增压	下部食管总括部和横隔膜脚的位置不同的病例, 在下部食管总括约部和横隔膜之间限定的压力上升
正常加压	无超过30mmHg的球磨压力上升

DL：远端潜伏期, DCI：远端收缩积分, CFV：收缩前速度。

〔Bredenoord AJ, et al. Chicago classification criteria of esophageal motility disorders defined in high resolution esophageal pressure topography. Neurogastroenterol Motil 24(Suppl 1): 57–65, 2012 より改変〕

表5 芝加哥分类v2.0食管运动障碍的分类

诊断	诊断基准
贲门失弛缓症	
Ⅰ型贲门失弛缓症	IRP>正常上限 所有吞咽后蠕动失败
Ⅱ型贲门失弛缓症	IRP>正常上限 没有正常的蠕动波 吞咽的20%以上有全食管压力增高
Ⅲ型贲门失弛缓症	IRP>正常上限 没有正常的蠕动波 吞咽的20%以上有收缩提前
EGJ流出道梗阻	IRP>正常上限 蠕动波正常,或间隔微弱蠕动
运动障碍	不能识别的异常
远端食管痉挛	IRP正常 吞咽后20%以上是提前收缩
食管过度收缩(jackhammer esophagus)	至少一次以上吞咽时DCI>8000 mmHg·S·cm
无蠕动	IRP正常 所有吞咽后的蠕动失败
蠕动异常	统计学上不在正常范围内的
弱蠕动伴大的蠕动缺陷	IRP正常 在20%以上吞咽下有长的蠕动中断
弱蠕动伴小的蠕动缺陷	IRP正常 30%以上吞咽下出现间断蠕动中断
频繁蠕动失败	1次以上可以看到蠕动波,但在30%以上吞咽下出现蠕动失败
快速收缩潜伏期正常	吞咽的20%以上出现快速收缩,DL>4.5s
高血压蠕动(nutcracker esophagus)	平均DCI>500mmHg·S·cm,但不满足jackhammer esophagus的定义
正常	不适用于上述任何一种的情况

IRP:积分舒张压,DCI:远端收缩积分,EGJ:食管胃交界处。

〔Bredenoord AJ, et al. Chicago classification criteria of esophageal motility disorders defined in high resolution esophageal pressure topography. Neurogastroenterol Motil 24(Suppl 1):57–65, 2012より改変〕

的病例,v2.0时以蠕动波的断绝长度进行评价的,而v3.0时则以蠕动波高度进行评价的。

Roman等[6]报告了48名EoE患者HRM评价食管运动显示,63%食管运动正常,17%为弱蠕动,10%为呼吸衰竭蠕动,4%为潜伏期正常的快速收缩,2%为食管胃结合部流出道梗阻,2%为无蠕动,2%为高压性蠕动。Martin等[7]报告的21例EOE患者行HRM检查,结果显示10%的患者食管运动增加速度使食管体部压力突然上升的全食管内压升高,28%的患者可以确认食管蠕动波的异常,24%的人报告显示食管运动是正常的,报告指出EoE患者中最多的食管运动障碍是全食管内压升高。该报告显示的全食管内压升高是在吞咽后紧接着产生,由于食管胃结合部松弛发生延迟,吞咽后食管内压上升,这种异常被认为是吞咽疲劳感的原因。

从日本的报告来看,在jackhammer esophagus

表6 芝加哥分类v3.0食管压力变化的评价

压力变化	定义
收缩强度	
失	DCI < 100mmHg・s・cm
弱	100 < DCI < 450mmHg・s・cm
无效	失蠕动或弱蠕动
正常	450 < DCI < 8,000mmHg・s・cm
过度	8,000mmHg・s・cm ≤ DCI
蠕动波的收缩模式	
期前	DL < 4.5s
间断	5cm以上的中断, DCI>450mmHg・s・cm
完整	上述都不适用的
内部压力变化模式	
全食管增压	从上部食管总约部到食管胃结部等压上升
部分食管增压	从收缩部位到食管胃结合部的压力上升
EGJ 增压	下部食管总括约部和横隔膜之间限定的压力上升
正常	30mmHg以上的长条无压力上升

DL：远端潜伏期, DCI：远端收缩构成, CFV：波前速度。

〔Kahrilas PJ, et al. The Chicago Classification of esophageal motility disorders, v3.0. Neurogastroenterol Motil　27：160–174, 2015 より改变〕

表7 芝加哥分类v3.0中食管运动障碍的分类

诊断	诊断标准
贲门失弛缓及EGJ流出道梗阻	
贲门失弛缓Ⅰ型	IRP>正常上限 所有吞咽后的蠕动失败
贲门失弛缓Ⅱ型	IRP>正常上限 所有吞咽后的蠕动失败 吞咽的20%以上有全食管挛缩
贲门失弛缓Ⅲ型	IRP>正常上限 没有正常的蠕动波 吞咽的20%以上有DCI>450mmHg・S・cm的提前收缩
EGJ 流出道梗阻	IRP>正常上限 有蠕动波, 不满足achalasia的定义
重度食管动力障碍	非正常情况下的异常
无收缩	IRP正常 所有吞咽后的蠕动失败
远端食管痉挛	IRP正常 吞咽的20%以上出现提前收缩
食管过度收缩（jackhammer esophagus）	至少两次以上吞咽时DCI>8000 mmHg・s・cm
轻度食管动力障碍	以蠕动的强度和收缩模式为特征的表现
无效食管动力（IEM）	吞咽后50%以上是无效吞咽
间断蠕动	吞咽50%以上是DCI>450mmHg・S・cm的不规则的碎裂蠕动
食管蠕动功能正常	不符合上述任何一项的

IRP：综合松弛压, DCI：食管远端收缩积分, EGJ：食管胃交界处.

〔Kahrilas PJ, et al. The Chicago Classification of esophageal motility disorders, v3.0. Neurogastroenterol Motil　27：160–174, 2015 より改变〕

（食管痉挛的一种）的病例中，虽然食管上皮没有明显的嗜酸性粒细胞浸润，但是在肌层活检中，有报告显示肌层存在嗜酸性粒细胞浸润的嗜酸性粒细胞性食管肌炎的病理变化[8-11]。由于此类病例有可能通过类固醇治疗缓解，因此今后食管运动障碍的诊断及治疗方针可能会发生变化。

3）动态测压（ambulatory manometry）

通常食管内压的检查插入导管后吞咽5ml的水10次，检查时间约为30分钟。这样，通常的食管内压检查的流程受到条件限制，患者尽管有食管运动障碍，但在通常的流程中也有不少病例不能发现食管运动障碍。另外，即使在食管内压检查中发现食管运动障碍的情况下，在检查中也有很多未发现EoE的症状（吞咽障碍、疲劳感、胸痛等），部分病例难以评价日常生活中产生的症状是否与食管运动障碍有关。ambulatory manometry是便携式食管内压检查仪器，可以在日常活动中一边进行检查一边生活，因此这种方法的一个显著优点是可以评价实际出现症状时的食管运动。

Luis等[12]报告中，根据对发生食物嵌塞的13例儿童EoE患者进行了ambulatory manometry检查的数据，在下部食管中蠕动波最高（>150mmHg），出现收缩异常持续时间长（>7sec），特别是在夜间有很多运动障碍。Nurko等[13]的报告中在对17例小儿EoE患者进行了ambulatory manometry的数据显示，在通常的食管内压检查中发现食管运动障碍的病例为41%，而在ambulatory manometry中，76%的病例出现了吞咽困难感，在出现症状的所有事件中发现了食管运动障碍。被确认的食管运动障碍中，有非蠕动性的食管收缩、反复性的食管收缩、食管的强直收缩等，说明EoE患者的症状与食管运动障碍有关。

2. 超声波检查

用超声波内镜，可以观察食管的环状肌和纵行肌。食管内压检查测得的食管收缩主要是由环状肌收缩。另一方面，食管的纵行肌收缩，食管就会缩短。伴随吞咽的食管蠕动运动时和一过性食管下段括约肌部松弛时，伴随着纵行肌的收缩而出现的食管缩短，但是在通常的食管内压检查中，很难充分评价该纵行肌的收缩。Nicosia等[14]报告显示，心血管内科使用的血管内超声波检查与通常的食管内压检查一起用于食管时，可以评价食管的环状肌和纵行肌的收缩。在正常人的一次食管蠕动波中，环状肌的收缩和纵行肌的收缩的峰值是一致的[15]。另一方面，即使是正常人，如果服用了作为胆碱酸酯抑制剂，则会在环状肌和纵行肌收缩的峰值产生差异[16]。据报道，jackhammer esophagus患者如果没有服用乙酰胆碱酯酶抑制剂，也会出现这种相位偏差[17]。

Korsapati等[18]使用该方法观察了EoE患者的食管运动，尽管在通常的食管内压检查中发现了正常的1次蠕动波，但与jackhammer esophagus一样，也可见环状肌和纵行肌的峰值存在相位偏差，并且该相位的偏差他推测这是吞咽困难的原因。

3. 管腔功能成像探头（endoluminal functional lumen imaging probe）

食管蠕动时收缩部位的肛侧松弛。常规食管内压检查不能监测到这个松弛。近年来，开发了可以测定食管延展性的管腔功能成像探头（Endoflip®，Crospon公司生产）。Endoflip®在直径为3mm的导管前端安装有直径为2.5cm、长度为14cm的圆柱形球囊（50ml）。这个球囊内部有17个电极，可以测量电极之间的16个横截面积。通过测定球囊内部的压力和横截面积，可以测定食管的延伸性。

Kwiatek等[19]用Endoflp®测定了EoE患者的食管延展性，数据显示，与正常人相比EoE患者食管的延展性降低。另外，Nicodeme等[20]报告说，嗜酸性粒细胞浸润的数量与食管的延伸性无关，对于出现食物阻塞的风险和食管扩张性的判定，食管延展性的评价是有用的。

EoE引起食管运动障碍的机制

关于EoE为什么会产生食管运动障碍，虽然还没有十分清楚，但是从动物实验中可以推测出后述的多种机制。①共培养嗜酸性粒细胞和纤维母细胞时，嗜酸性粒细胞通过TNF-β增强纤维

表8 EoE食管运动障碍的治疗反应性

第一作者 （年份）	n	治疗前食管运动	治疗	治疗後食管运动
Landres （1978）	1	vigorous achalasia 贲门失弛缓症	肌切开术	正常
Hempel （1996）	1	低 LES 压力 distal esophageal spasm 远端食管痉挛	全身皮质类固醇治疗低 LES 压 （泼尼松龙）	低 LES 压力 蠕动波正常
Lucendo （2006）	1	下段食管的蠕动波动下降	局部皮质类固醇治疗 （丙酸氟替卡松）	蠕动波 80% 正常
Lucendo （2007）	12	6 例重度食管运动障碍 1 例轻度食管运动障碍 3 例蠕动波高高	局部皮质类固醇治疗 （丙酸氟替卡松）	以 7 例再次检查内部压力 检查仍存在食管运动障碍 全体人员的蠕动波改善
Savarino （2011）	1	食管失弛缓	全身皮质类固醇治疗 （泼尼松龙）	正常
Nennstiel （2016）	20	4 例（20%）IBP 高值 7 例食管运动障碍 〔early pan-esophageal pressurizations 3 例, compartmentalized esophageal pressurizations 1 例, frequently failed peristalsis 1 例, weak peristalsis 2 例, EGJ-outflow obstruction 1 例（early pan-esophageal pressurizations）〕	局部皮质类固醇治疗 （布地奈德）	IBP 较高的 4 例中有 3 例 IBP 正常化 6 例改善食管运动障碍 （1 例未改善）

LES：食管下括约肌，IBP：管内压。

〔Nurko S, et al. Esophageal dysmotility in patients who have eosinophilic esophagitis. Gastrointest Endosc Clin N Am 18；73–89；ix, 2008 より改変〕

母细胞的收缩[21]。②从嗜酸性粒细胞释放出的主要碱性蛋白（major basic protein）与乙酰胆碱的毒蕈碱型受体结合导致强收缩[22, 23]。③由于嗜酸性粒细胞的脱颗粒，导致神经轴索坏死，引起运动障碍[24-26]。④炎症性部位高表达的 IL-1β 和 IL-6 抑制乙酰胆碱的释放，抑制运动障碍[27]。⑤激活的嗜酸性粒细胞会导致纤维母细胞的增殖和胶原纤维的沉积，产生食管的纤维化，阻碍食管运动[28]。⑦从嗜酸性粒细胞中放出的主要碱性蛋白激活了肥大细胞，引起脱颗粒[29, 30]。从肥大细胞中产生 Ⅳ 型胶原的炎症性部位由 TNF-α、TNF-β 和过三氧化酶来实现纤维化[31, 32]。⑧从肥大细胞中释放组胺，造成黏膜肌层的肌纤维收缩，导致环状肌收缩[33]。

由于涉及多个因素，有发现食管强缩的病例，也有食管运动下降的病例。

EoE 患者食管运动障碍的治疗反应

表8对发现食管运动障碍的 EoE 患者进行治疗时的治疗反应性进行了总结[2]。作为治疗方法，包括肌层切开和全身使用类固醇药，局部使用类固醇药，许多病例都出现了食管运动障碍的改善。有意思的是呈食管贲门失弛缓样的食管内压表现的患者，有通过治疗使食管运动正常化的病例。食管贲门失弛缓被认为是器械性疾病，但有些病例应称为假性贲门失弛缓症，在食管贲门失弛缓等食管运动障碍的诊断中，应评价食管嗜酸性粒细胞浸润的程度。

近年来，HIMEOS 研究（HIMEOS study）报道了局部类固醇药物对食管运动障碍的影响[34]。在服用类固醇药物前，发现食管运动障碍和食管内压（IBP, intrabolus proessure）上升，在发现食管运动障碍的病例中，局部类固醇药后这些运动障碍得到了很大改善，但整体来看，芝加哥分类评价的各参数没有

表9	笔者所在医院通过芝加哥分类的食管运动障碍病例和嗜酸性粒细胞浸润病例	
食管运动诊断	研究病例数量	发现嗜酸性粒细胞浸润的病例数量
贲门失弛缓症	25	2
EGJ流出道阻塞	4	2
远端食管痉挛	3	1
jackhammer esophagus（jackhammer 食管）	1	1
弱蠕动	3	1
频繁蠕动失败	6	1
正常	23	0
合计	65	8(12.3%)

变化。

笔者所在医院的研究

笔者所在医院对65例患者使用HRM进行食管内压检查和上消化道内镜检查，从食管中进行3处以上活检，对有无嗜酸性粒细胞浸润和食管运动障碍、症状及临床经过进行了研究。本次研究为厚生劳动科学研究费资助的"EoE/好酸性球性肠胃炎的疾病概念确立和治疗方针制定"的临床研究内容，在食管上皮内发现20个以上/高倍视野的嗜酸性粒细胞浸润，65例患者中有8例（12.3%）发现有显著的嗜酸性粒细胞浸润。这些病例中发现食管运动障碍，按照芝加哥分类标准v2.0的诊断，贲门失弛缓症（achalasia）为2例，EGJ梗阻为2例，弥漫性食管痉挛和jackhammer esophagus，蠕动弱，频繁无效蠕动各有1例（表10）。临床症状在所有病例中都有使用感或胸痛症状，但没有发现食物嵌钝的病例（表11）。作为治疗，包括丙酮泵抑制剂（PPI）或抗过敏药，钙拮抗药，吸入类固醇药的内服，食管进行了道球囊扩张术，肌层切开等，未治疗、观察随访的病例也纳入研究（表12）。

根据上述研究，虽然在出现食管运动障碍的病例中发现嗜酸性粒细胞浸润的病例不多，但仍有一定数量的病例，在食管运动障碍的诊断中，

EoE应该是鉴别诊断的重要疾病。另外，正如之前报道的那样，各种各样的食管运动障碍被描述，虽然报告了显示亚欧成人EoE的食管内部压力表现，但在本研究中发现了嗜酸性粒细胞浸润的食管贲门失弛缓症患者，通过服用抗过敏药和服用吸入类固醇药，虽然暂时改善了症状，但最终还是采用了食管球囊扩张术和肌层切开术，这些患者嗜酸性粒细胞浸润被认为是由于食管内残留着残渣而产生的。

结语

EoE在日本也受到关注，在食管运动障碍的诊疗中也是非常重要的疾病。但是，无症状，也未出现食管运动障碍的病例是应该治疗的，未出现食管运动障碍的病例长时间后是不是出现食管运动障碍等，还有许多未明晰的地方。随着日本食管功能检查的普及，期待今后的研究。

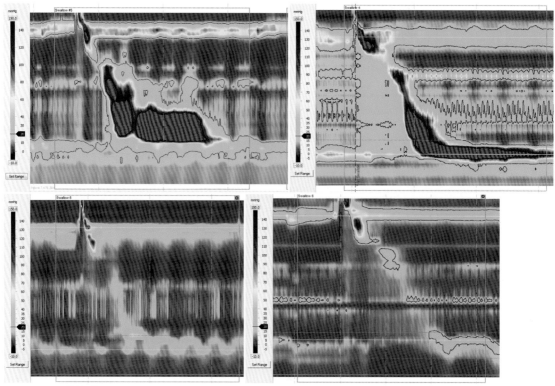

<table>
<tr><td>a</td><td>b</td></tr>
<tr><td>c</td><td>d</td></tr>
</table>

图2 笔者所在医院所经历的EoE患者食管内压所见

a 表现为jackhammer esophagus的病例。发现DCI显著上升（DCI>8000mmHg·S·cm）。

b 表现为EGJ流出道梗阻的病例。吞咽后食管胃结合部也没有充分的松弛，可见IBP上升。

c 食管运动下降的病例。虽然只看到一次蠕动波，但没有看到20mmHg以上的蠕动波高。

d 在食管体部发现蠕动波高下降的病例。在上部食管中发现了20mmHg以上的蠕动波高，但在中下部食管中不能看到20mmHg以上的蠕动波高。

表10 嗜酸性粒细胞浸润病例和内镜观察

病例	食管运动障碍的诊断	收缩环	纵行沟	白斑	狭窄	黏膜的脆弱性
1	贲门失弛缓症	−	+	−	−	−
2	贲门失弛缓症	+	+	−	−	−
3	EGJ流出道梗阻	−	−	−	−	−
4	EGJ流出道梗阻	−	−	−	+	−
5	jackhammer食管	−	−	−	−	−
6	远端食管痉挛	+	−	+	−	−
7	弱蠕动	−	−	−	−	−
8	频繁蠕动失败	−	−	−	−	−

+：有，−：无。

表11 嗜酸性粒细胞浸润病例的症状

病例	食管运动障碍的诊断	胸痛	感觉	胸闷	逆流
1	贲门失弛缓症	−	+	−	+
2	贲门失弛缓症	−	+	−	−
3	EGJ 流出道梗阻	+	−	−	−
4	EGJ 流出道梗阻	+	+	−	−
5	jackhammer 食管	+	−	−	−
6	远端食管痉挛	−	+	+	−
7	弱蠕动	+	+	−	−
8	频繁蠕动失败	+	+	−	−

＋：有，－：无。

表12 嗜酸性粒细胞浸润病例的治疗选择和治疗反应性

病例	食管运动障碍的诊断	PPI	抗过敏药	吸入类固醇药内服或类固醇药全身用药	钙拮抗药	球囊扩张术或肌层切开术	临床观察
1	贲门失弛缓症	×				○	
2	贲门失弛缓症			△	△	○	
3	EGJ 流出道梗阻	△		○			
4	EGJ 流出道梗阻	○					
5	jackhammer 食管	×	×	×	×	△	
6	远端食管痉挛		○		×		
7	弱蠕动						○
8	频繁蠕动失败 s						○

PPI：质子泵抑制剂，EGJ：食管胃交界部。
×：无效，△：偶尔有效，○：有效。

参考文献

[1] Kusano M, Maeda M, Shimoyama Y, et al. Esophageal motor function in nonachalasia motility disorders. 日消誌 100：1095–1105, 2003

[2] Nurko S, Rosen R. Esophageal dysmotility in patients who have eosinophilic esophagitis. Gastrointest Endosc Clin N Am 18：73–89；ix, 2008

[3] Santander C, Chavarria–Herbozo CM, Becerro–Gonzalez I, et al. Impaired esophageal motor function in eosinophilic esophagitis. Rev Esp Enferm Dig 107：622–629, 2015

[4] Bredenoord AJ, Fox M, Kahrilas PJ, et al. Chicago classification criteria of esophageal motility disorders defined in high resolution esophageal pressure topography. Neurogastroenterol Motil 24(Suppl 1)：57–65, 2012

[5] Kahrilas PJ, Bredenoord AJ, Fox M, et al. The Chicago Classification of esophageal motility disorders, v3.0. Neurogastroenterol Motil 27：160–174, 2015

[6] Roman S, Hirano I, Kwiatek MA, et al. Manometric features of eosinophilic esophagitis in esophageal pressure topography. Neurogastroenterol Motil 23：208–214, e111, 2011

[7] Martin Martin L, Santander C, Lopez Martin MC, et al. Esophageal motor abnormalities in eosinophilic esophagitis identified by high–resolution manometry. J Gastroenterol Hepatol 26：1447–1450, 2011

[8] Sato H, Takeuchi M, Takahashi K. Eosinophilic infiltration of the muscularis propria in a patient with jackhammer esophagus treated with per–oral endoscopic myotomy. Clin Gastroenterol Hepatol 13：e33–34, 2015

[9] Sato H, Takeuchi M, Takahashi K, et al. Nutcracker and jackhammer esophagus treatment：a three–case survey, including two novel cases of eosinophilic infiltration into the muscularis propria. Endoscopy 47：855–857, 2015

[10] Igarashi R, Irisawa A, Shibukawa G, et al. Eosinophilic esophageal myositis diagnosed by endoscopic ultrasound–guided fine–needle aspiration biopsy：a case report. Clin J Gastroenterol 9：285–288, 2016

[11] Sato H, Nakajima N, Takahashi K, et al. Proposed criteria to differentiate heterogeneous eosinophilic gastrointestinal disorders of the esophagus, including eosinophilic esophageal myositis. World J Gastroenterol 23：2414–2423, 2017

[12] Luis AL, Rinon C, Encinas JL, et al. Non stenotic food impaction due to eosinophilic esophagitis : a potential surgical emergency. Eur J Pediatr Surg 16 : 399–402, 2006

[13] Nurko S, Rosen R, Furuta GT. Esophageal dysmotility in children with eosinophilic esophagitis : a study using prolonged esophageal manometry. Am J Gastroenterol 104 : 3050–3057, 2009

[14] Nicosia MA, Brasseur JG, Liu JB, et al. Local longitudinal muscle shortening of the human esophagus from high–frequency ultrasonography. Am J Physiol Gastrointest Liver Physiol 281 : G1022–1033, 2001

[15] Mittal RK, Padda B, Bhalla V, et al. Synchrony between circular and longitudinal muscle contractions during peristalsis in normal subjects. Am J Physiol Gastrointest Liver Physiol 290 : G431–438, 2006

[16] Korsapati H, Babaei A, Bhargava V, et al. Cholinergic stimulation induces asynchrony between the circular and longitudinal muscle contraction during esophageal peristalsis. Am J Physiol Gastrointest Liver Physiol 294 : G694–698, 2008

[17] Jung HY, Puckett JL, Bhalla V, et al. Asynchrony between the circular and the longitudinal muscle contraction in patients with nutcracker esophagus. Gastroenterology 128 : 1179–1186, 2005

[18] Korsapati H, Babaei A, Bhargava V, et al. Dysfunction of the longitudinal muscles of the oesophagus in eosinophilic oesophagitis. Gut 58 : 1056–1062, 2009

[19] Kwiatek MA, Hirano I, Kahrilas PJ, et al. Mechanical properties of the esophagus in eosinophilic esophagitis. Gastroenterology 140 : 82–90, 2011

[20] Nicodeme F, Hirano I, Chen J, et al. Esophageal distensibility as a measure of disease severity in patients with eosinophilic esophagitis. Clin Gastroenterol Hepatol 11 : 1101–1107, e1, 2013

[21] Zagai U, Skold CM, Trulson A, et al. The effect of eosinophils on collagen gel contraction and implications for tissue remodelling. Clin Exp Immunol 135 : 427–433, 2004

[22] Gundel RH, Letts LG, Gleich GJ. Human eosinophil major basic protein induces airway constriction and airway hyperresponsiveness in primates. J Clin Invest 87 : 1470–1473, 1991

[23] Hogan SP, Mishra A, Brandt EB, et al. A pathological function for eotaxin and eosinophils in eosinophilic gastrointestinal inflammation. Nat Immunol 2 : 353–360, 2001

[24] Tottrup A, Fredens K, Funch–Jensen P, et al. Eosinophil infiltration in primary esophageal achalasia. A possible pathogenic role. Dig Dis Sci 34 : 1894–1899, 1989

[25] Dvorak AM, Onderdonk AB, McLeod RS, et al. Ultrastructural identification of exocytosis of granules from human gut eosinophils in vivo. Int Arch Allergy Immunol 102 : 33–45, 1993

[26] Stevoff C, Rao S, Parsons W, et al. EUS and histopathologic correlates in eosinophilic esophagitis. Gastrointest Endosc 54 : 373–377, 2001

[27] Cao W, Cheng L, Behar J, et al. Proinflammatory cytokines alter/reduce esophageal circular muscle contraction in experimental cat esophagitis. Am J Physiol Gastrointest Liver Physiol 287 : G1131–1139, 2004

[28] Levi–Schaffer F, Garbuzenko E, Rubin A, et al. Human eosinophils regulate human lung– and skin–derived fibroblast properties in vitro : a role for transforming growth factor beta (TGF–beta). Proc Natl Acad Sci U S A 96 : 9660–9665, 1999

[29] O′ Donnell MC, Ackerman SJ, Gleich GJ, et al. Activation of basophil and mast cell histamine release by eosinophil granule major basic protein. J Exp Med 157 : 1981–1991, 1983

[30] Rothenberg ME. Biology and treatment of eosinophilic esophagitis. Gastroenterology 137 : 1238–1249, 2009

[31] Rüger B, Dunbar PR, Hasan Q, et al. Human mast cells produce type VIII collagen in vivo. Int J Exp Pathol 75 : 397–404, 1994

[32] Xu X, Rivkind A, Pikarsky A, et al. Mast cells and eosinophils have a potential profibrogenic role in Crohn disease. Scand J Gastroenterol 39 : 440–447, 2004

[33] Mann NS, Leung JW. Pathogenesis of esophageal rings in eosinophilic esophagitis. Med Hypotheses 64 : 520–523, 2005

[34] Nennstiel S, Bajbouj M, Becker V, et al. High–resolution manometry in patients with eosinophilic esophagitis under topical steroid therapy–a prospective observational study (HIMEOS–study). Neurogastroenterol Motil 28 : 599–607, 2016

Summary

Esophageal Motility Disorders in Patients with Eosinophilic Esophagitis

Shiko Kuribayashi[1, 2], Hiroko Hosaka[1],
Junichi Akiyama[3], Fumihiko Nakamura,
Kouki Hoshi[1], Emi Irie,
Toshiya Yamada, Hiroto Tanaka,
Tetsuo Nakayama, Taku Tomizawa,
Yasuyuki Shimoyama, Osamu Kawamura,
Satoru Kakizaki, Motoyasu Kusano

Esophageal motility abnormalities are often seen in patients with EoE(eosinophilic esophagitis). Patients with EoE may have various types of esophageal motility abnormalities. For example, esophageal manometry showed esophageal achalasia in a patient with EoE, which improved after corticosteroid administration. Recently, an endoluminal functional lumen imaging probe(Endoflip®), which can assess esophageal distensibility, has been developed. A study using Endoflip® showed a decrease in esophageal distensibility in patients with EoE. In addition, synchronous movement of esophageal inner and outer muscles is impaired in patients with EoE, which was revealed using a combination of ultrasonography and esophageal manometry. Esophageal motility abnormalities may be improved by treatments for EoE.

[1] Division of Gastroenterology and Hepatology, Integrative Center of Internal Medicine, Gunma University Hospital, Maebashi, Japan

[2] Clinical Research Unit, Gunma University Hospital, Maebashi, Japan

[3] Department of Medicine and Molecular Science, Gunma University Graduate School of Medicine, Maebashi, Japan

嗜酸性粒细胞性食管炎的治疗

藤原 靖弘[1]

桥本 笃

摘要●嗜酸性粒细胞性食管炎是主诉进食阻塞感、咽下困难等食管症状, 可见上皮内嗜酸性粒细胞在高视野内浸润15个以上的慢性过敏疾病。约半数以上对质子泵抑制剂治疗有效〔所谓PPI反应性食管嗜酸性粒细胞浸润(PPI-REE)〕, 其余大部分病例的类固醇吞咽疗法都有效。但是作为治疗方法, 药剂的用量, 给药期间等没有明确的部分也很多。此外, 欧美的研究还列举了4~6种去除饮食、针对狭窄例的内镜扩张术、生物学制剂的有效性的报道。

关键词　嗜酸性粒细胞性食管炎　质子泵抑制剂　类固醇吞咽疗法　消食　扩张术

[1] 大阪市立大学大学院医学研究科消化内科学
〒545-8586大阪市阿倍野区旭町1丁目5-7　E-mail：yasu@med.osaka-cu.ac.jp

前言

嗜酸性粒细胞性食管炎(eosinophilic esophagitis, EoE)是一种慢性过敏性疾病, 可见食物阻塞感和咽下困难等食管症状, 从组织学上看, 在食管上皮内高倍视野可见浸润的嗜酸性粒细胞15个以上[1-5]。本文根据在国外的治疗效果和本中心的经验, 结合欧美的指南, 对成人EoE的治疗进行总论。

图1中显示EoE的治疗指南[6]。一般来说, PPI是第一选择, 对于无效病例尝试类固醇吞下疗法。

质子泵抑制剂

EoE的诊断标准之一是排除胃食管反流症(GERD)在内的其他存在嗜酸性粒细胞浸润的食管疾病。然而, 自从Molina-Infante等[7]将类似于EoE的病例报告为PPI反应性食管嗜酸性粒细胞浸润(PPI resposive esophageal eosinophilia, PPI-REE), 通过质子泵抑制剂(PPI)治疗后确认自他觉症状的改善, 其处理引起了人们关注。在美国ACG(American College of Gastroenterology)指南[3]中, 提倡PPI-REE与EoE为不同的疾病概念, 但最近公布的欧洲指南[4]中认为PPI-REE被包含在EoE中。在日本的诊断标准[5]中PPI的反应性不是必须的诊断条件, 所以PPI-REE被认为包含在EoE的概念中。

笔者[8]回顾研究了实施上消化管内镜检查的13 634例病例, 其中71例疑似EoE实施食管黏膜活检, 7例(0.05%)在高倍视野中发现15个以上有意义的嗜酸性粒细胞浸润。除无症状的2例外, 5例使用PPI, 其中3例PPI有效, 2例无效。根据

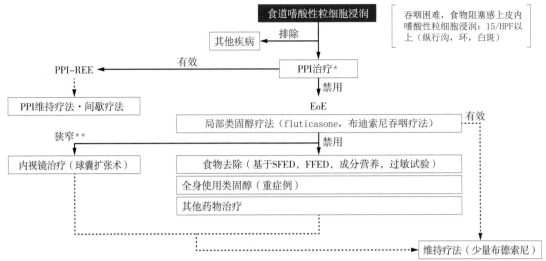

图1 EoE的治疗指南

*：PPI的用量、用法、给药期间没有取得一致意见。

**：在狭窄症例中，也有将内镜治疗作为第一选择的病例。

HPF：high power field 高倍视野，PPI-REE：PPI 反应性食管嗜酸性粒细胞浸润，EoE：嗜酸性粒细胞性食管炎，SFED：6种食物除去，FFED：4种食物除去。

〔藤原靖弘，朴成華，荒川哲男. 治療·予後. 木下芳一（编）. 好酸球性消化管疾患診療ガイド. 南江堂 p 44, 2014 より許諾を得て改变し転載〕

Lucendo等[9]的分析，PPI治疗对有食管嗜酸性粒细胞浸润的病例中的50.5%有组织学改善，60.8%的患者症状得到改善。目前，本中心的治疗成绩显示，大约2/3的PPI有效性，EoE治疗的第一选择是PPI，但其用药量、方法、疗程等用药细节尚不清楚。

关于预测PPI有效性的因子尚不清楚，但在使用食管pH监测的研究中，报告说与正常胃酸反流病例相比，出现病理性胃酸反流病例PPI的反应率更高[7]。笔者的经验也表明，合并反流性食管炎的PPI治疗的有效例子比较多，因此是否有酸性反流有重要的意义。PPI治疗有效的机制研究发现，通过酸性反流使食管上皮细胞紧密结合受到伤害，上皮屏障机构破坏，通过上皮细胞间隙扩张抑制过敏原容易侵入的机制消失，以及通过IL-4和IL-13刺激使食管上皮细胞的eotaxin-3发现增加。应用PPI可通过STAT-6结合抑制这些病理变化[10]。图2，3中显示了PPI有效的典型病例（病例1，2）。

对于PPI有效的病例的维持疗法，证据也很

少。在少数例子的回顾研究中，通过约1年的PPI维持疗法，成人的73%可以得到持续缓解，导致复发的病例有CYP2C19的快速代谢和过敏性鼻炎、结膜炎等相关因素[11]。如GERD治疗那样，如果进行PPI维持疗法，则可以维持组织学和临床上的缓解。笔者认为，对于PPI有效的病例，根据症状进行PPI间歇疗法，维持症状缓解的病例可每1-2年进行一次内镜检查。

最近，Ishimura等[12]报告说，对PPI治疗无效的病例使用BonoPlazan，4例中有3例发现组织和症状改善。代替PPI作为强力的酸分泌抑制药的P-CAB也是可能的治疗选择之一。

类固醇治疗（局部疗法·全身疗法）

通常类固醇治疗的第一选择是局部疗法。一般是吞咽被用于哮喘的吸入类固醇的方法。这时，要好好地使之屏住呼吸，快速吞咽，吞咽后为了预防并发症要经常漱口内和咽下，30~60分钟禁止

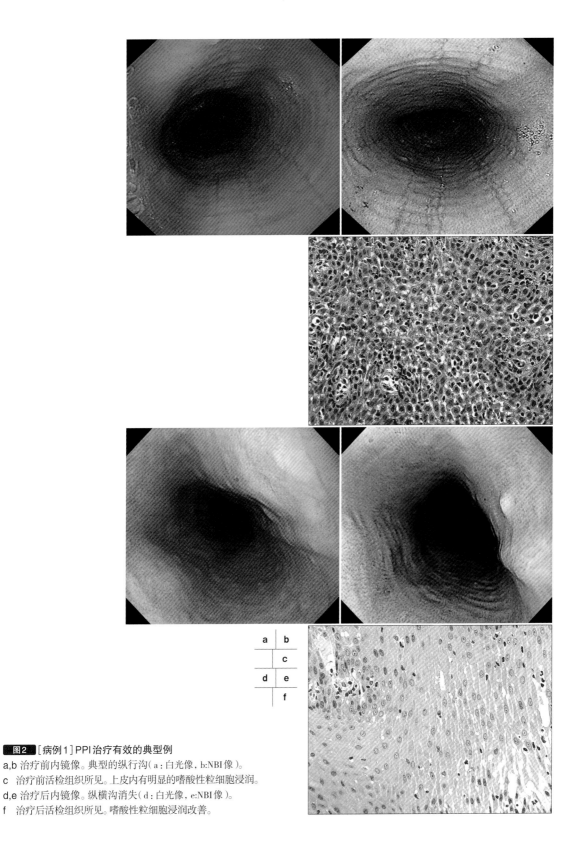

图2 [病例1]PPI治疗有效的典型例

a,b 治疗前内镜像。典型的纵行沟（a：白光像，b:NBI像）。

c 治疗前活检组织所见。上皮内有明显的嗜酸性粒细胞浸润。

d,e 治疗后内镜像。纵横沟消失（d：白光像，e:NBI像）。

f 治疗后活检组织所见。嗜酸性粒细胞浸润改善。

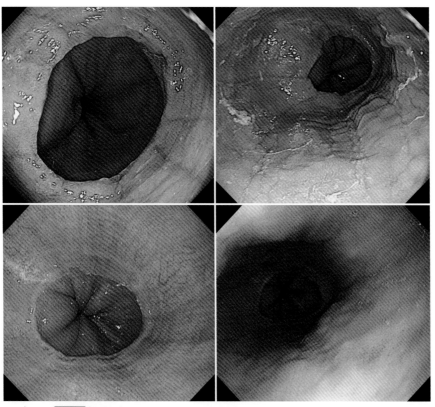

<table>
<tr><td>a</td><td>b</td></tr>
<tr><td>c</td><td>d</td></tr>
</table>

图3 [病例2]

在伴有反流性食管炎的EoE中PPI有效的病例。在镜像中，发现Grade A的反流性食管炎(a)，从中部到下部发现纵行沟和白斑(b)，治疗后内镜像中，反流性食管炎治愈(c)，纵行沟和白斑消失(d)。

饮食很重要。另外，可以尝试使用增加粘稠性的介质(例如饼干、蜂蜜等)。类固醇吞服疗法通常1日进行2次，1日给药量在欧美推荐富士康880～1760μg，布迪索尼1～4mg[3, 4]，需要比吸入时更多的用量。但是，短期治疗中抑制肾上腺功能的可能性极低，据报告真菌性食管炎发生率为15%～20%[13]。据11项随机对照试验数据的meta分析表明，类固醇治疗症状的改善比安慰剂和PPI高出3.03倍(95%CI：1.57～5.87)，组织缓解为13.66倍(95%CI：2.65～70.34)[14]。在美国开发了佛地卡松fluticasone和布迪索尼Budesonide的口服药，在临床试验中报告了其有效性。今后，希望在日本进行相关临床试验。

对于类固醇的全身用药，与局部疗法相比，组织学上的完全缓解率较高，但由于副作用的出现较多，包括类固醇吞咽疗法在内的其他治疗无效的病例，吞咽困难等自觉症状强烈伴随体重减少的重症病例，应限定为需要住院的病例[3, 4, 6, 13]。

Straumann等[15]对28名EoE患者进行了为期两周的布德索尼Budesonide吞咽疗法的病情缓解后，分为安慰剂和少量布德索尼(0.25mg，1天2次)两组进行了研究。在50周的观察中，布德索尼组发现有明显地抑制症状的复发，并减少组织学的嗜酸性粒细胞浸润。关于使用类固醇吞咽疗法的维持疗法，充分的证据很少，但是有可能是有效的治疗方法。**图4**通过类固醇吞咽疗法得到了宽解，但存在反复复发的病例(**病例3**)。

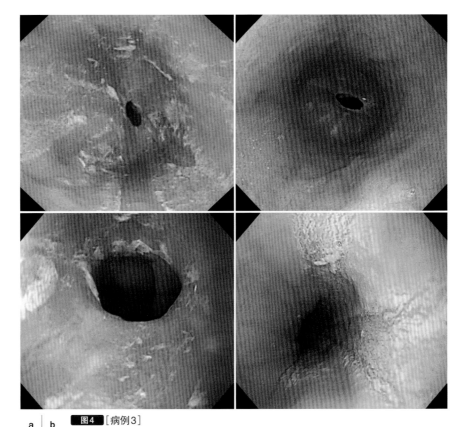

<table>
<tr><td>a</td><td>b</td></tr>
<tr><td>c</td><td>d</td></tr>
</table>

图4 [病例3]

通过类固醇吞咽疗法得到了缓解，但反复复发的病例。治疗前内镜像发现狭窄和白斑（a）。通过类固醇吞咽疗法确认了狭窄的改善和白斑消失（b）。治疗后6个月后（c）和18个月后发现了复发（d），但没有用类固醇吞下疗法就改善了。

消食治疗

EoE的病态主要作用于饮食抗原引起的过敏反应，因此特定的食物去除作为治疗方法被列举出来。Gonsalves等[16]对50例成人EoE实施了大豆、小麦、鸡蛋、豆类、牛奶、鱼贝类6种食物去除（six food elimination diet，SFED），报告了64%的患者出现了嗜酸性粒细胞浸润程度的改善，并且患者自觉症状和内镜所见均有改善。另外，再摄入会导致恶化的可能性中，小麦为64%，牛奶为50%。确实，SFED从长期治疗的观点来看，可以确定过敏原，通过去除食物可以期待良好的效果。然而，这种治疗一般极费劳力和时间，尤其是成人，极难施行。最近，牛奶、鸡蛋、小麦、豆类的4种除去食（fourfood elimination diet，FFED）也对54%的患者有效，FFED无效例中1/3的患者SFED有效，据报告消食治疗有效的病例占全体的72%[17]。日本对成人EoE的消食治疗几乎没有开展，但是如果特定的过敏原能够识别的话，作为根本性的治疗方法是有用的。

其他治疗

国外对狭窄病例进行内镜扩张手术。根据meta分析，对525例EoE实施合计992次扩张术，75%的病例有临床改善。扩张术的并发症很少，包括穿孔3例（95%CI：0~0.9%），出血1例（95%CI：0~0.8%），有2%的胸部疼痛报告[18]。在日本狭窄的案例极为罕见，但内镜扩张术被认为是安全有效的治疗方法。

除此之外，还有肥胖细胞抑制剂（铬甘油酸钠）

和洛克斯林(leukotriene) D_4 受体拮抗药(蒙特卡托)的报告，其效果不明。在海外，EoE 的病态机制中还开发了以 IL-5 和 IL-13 为目标的生物学制剂，正在临床试验中[19]。

结语

在 EoE 的治疗中，针对 PPI 常用量治疗无效病例，研究的 PPI 加倍量治疗和 P-CAB 治疗的有效性，类固醇吞咽疗法的具体投与方法(结合介质等)，PPI 和类固醇吞咽疗法的维持疗法的缓解维持效果，缓解后的经过观察期间，自然病史等现在还有很多需要阐明的地方。今后，在积累病例的同时，还要等待日本的临床试验数据。

参考文献

[1] Furuta GT, Liacouras CA, Collins MH, et al. Eosinophilic esophagitis in children and adults : a systematic review and consensus recommendations for diagnosis and treatment. Gastroenterology 133: 1342-1363, 2007

[2] Liacouras CA, Furuta GT, Hirano I, et al. Eosinophilic esophagitis : updated consensus recommendations for children and adults. J Allergy Clin Immunol 128: 3-20, 2011

[3] Dellon ES, Gonsalves N, Hirano I, et al. ACG clinical guideline : Evidenced based approach to the diagnosis and management of esophageal eosinophilia and eosinophilic esophagitis (EoE). Am J Gastroenterol 108: 679-692, 2013

[4] Lucendo AJ, Molina-Infante J, Arias Á, et al. Guidelines on eosinophilic esophagitis : evidence-based statements and recommendations for diagnosis and management in children and adults. United European Gastroenterol J 5: 335-358, 2017

[5] 好酸球性食管炎/好酸球性胃肠炎の疾患概念確立と治療指針作成のための臨床研究班. 好酸球性食管炎の診断の基準 (2015). http://ee.shimane-u-internal2.jp/6.html (2017年11月13日現在)

[6] 藤原靖弘, 岩倉成華. 治療. 木下芳一(編). 好酸球性消化管疾患診療ガイド. 南江堂, 2014

[7] Molina-Infante J, Ferrando-Lamana L, Ripoll C, et al. Esophageal eosinophilic infiltration responds to proton pump inhibition in most adults. Clin Gastroenterol Hepatol 2: 110-117, 2011

[8] Fujiwara Y, Sugawa T, Tanaka F, et al. A multicenter study on the prevalence of eosinophilic esophagitis and PPI-responsive esophageal eosinophilic infiltration. Intern Med 51: 3235-3239, 2012

[9] Lucendo AJ, Arias Á, Molina-Infante J. Efficacy of proton pump inhibitor drugs for inducing clinical and histologic remission in patients with symptomatic esophageal eosinophilia : a systematic review and meta-analysis. Clin Gastroenterol Hepatol 14: 13-22, 2016

[10] 木下芳一, 石原俊治, 天野祐二, 他. 好酸球性食管炎の診断と治療. Gastroenterol Endosc 53:3-15, 2010

[11] Molina-Infante J, Rodriguez-Sanchez J, Martinek J, et al. Long-term loss of response in proton pump inhibitor-responsive esophageal eosinophilia is uncommon and influenced by CYP2C19 genotype and rhinoconjunctivitis. Am J Gastroenterol 110: 1567-1575, 2015

[12] Ishimura N, Ishihara S, Kinoshita Y. Sustained acid suppression by potassium-competitive acid blocker (P-CAB) may be an attractive treatment candidate for patients with eosinophilic esophagitis. Am J Gastroenterol 111: 1203-1204, 2016

[13] Dellon ES, Liacouras CA. Advances in clinical management of eosinophilic esophagitis. Gastroenterology 147: 1238-1254, 2014

[14] Sawas T, Dhalla S, Sayyar M, et al. Systematic review with meta-analysis : pharmacological interventions for eosinophilic oesophagitis. Aliment Pharmacol Ther 41: 797-806, 2015

[15] Straumann A, Conus S, Degen L, et al. Long-term budesonide maintenance treatment is partially effective for patients with eosinophilic esophagitis. Clin Gastroenterol Hepatol 9: 400-409, 2011

[16] Gonsalves N, Yang GY, Doerfler B, et al. Elimination diet effectively treats eosinophilic esophagitis in adults ; food reintroduction identifies causative factors. Gastroenterology 142: 1451-1459, 2012

[17] Molina-Infante J, Arias A, Barrio J, et al. Four-food group elimination diet for adult eosinophilic esophagitis : a prospective multicenter study. J Allergy Clin Immunol 134: 1093-1099, 2014

[18] Moawad FJ, Cheatham JG, DeZee KJ. Meta-analysis : the safety and efficacy of dilation in eosinophilic oesophagitis. Aliment Pharmacol Ther 38: 713-720, 2013

[19] 藤原靖弘, 須川貴史, 橋本篤, 他. 好酸球性食管炎の分子機構にもとづく治療戦略. G.I.Res 24:181-186, 2016

Summary

Treatment for Eosinophilic Esophagitis

Yasuhiro Fujiwara[1], Atsushi Hashimoto

EoE (Eosinophilic esophagitis) is a chronic immune-mediated disease characterized by esophageal symptoms, such as dysphagia and food impaction, as well as an intraepithelial eosinophil infiltration of ≥15 per high power field. More than half of the cases with EoE clinically and histologically respond to PPI (proton pump inhibitor) therapy, which is known as PPI-responsive esophageal eosinophilia. The remaining cases can be treated by topical steroid therapy. However, the doses and duration of PPIs or steroids have not been established yet. Several studies from western counties report the efficacy of endoscopic balloon dilation, six or four food elimination diet therapy, and biologics for treating EoE.

[1] Department of Gastroenterology, Graduate School of Medicine, Osaka City University, Osaka, Japan

主 题　嗜酸性粒细胞性食管炎的诊断与治疗

在体检中发现的嗜酸性粒细胞性食管炎的特征和预后

足立 经一[1]

冈田 真由美

三代 知子

冲本 英子[2]

石村 典久

木下 芳一

摘要●体检为目的行内镜检查7857例中36例(0.47%)被诊断为嗜酸性粒细胞性食管炎。其中男性32例, 女性4例, 40多岁的人最多, 发现频率在39岁以下。29例(80.6%)合并有过敏性疾病, 25例(69.4%)存在进食梗阻感、胸闷等症状。在过去的内镜像的研究中, 25例中的12例(48.0%)以前就发现了怀疑嗜酸性粒细胞性食管炎的内镜表现。研究对PPI反应性的30例中23例(76.7%)是PPI-REE, 7例是狭义的嗜酸性粒细胞性食管炎。在PPI-REE中, PPI中止后复发频率高。

关键词　嗜酸性食管炎　内镜诊断　体检　频度　特征

[1] 岛根县环境保健公社综合体检中心　〒690-0012 松江市古志原1丁目4-6
E-mail : adachi@kanhokou.or.jp
[2] 岛根大学医学部第二内科

前言

　　嗜酸性粒细胞性食管炎是指食管的上皮层中大量嗜酸性粒细胞浸润的慢性持续性疾病。现行的日本的诊断标准是, 食管黏膜的活检在食管上皮中1个高倍视野内发现15个以上的嗜酸性粒细胞, 如果排除了嗜酸性粒细胞增加的其他疾病, 就可诊断嗜酸性粒细胞性食管炎。以前, 嗜酸性粒细胞性食管炎流行病学特点认为在日本人中比欧美人发病频率低, 最近在体检中进行内镜检查的病例中, 发现了很多自觉症状患者。本文对自验的36例临床图像经过进行了研究并报告。

嗜酸性粒细胞性食管炎的确认
关于内镜像和活检部位的研究

　　在嗜酸性粒细胞性食管炎中, 通过内镜可见

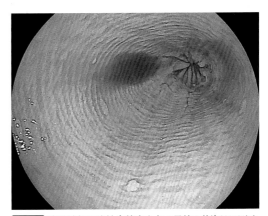

图1　嗜酸性粒细胞性食管炎患者可见的环状沟(靛碱染色像)

轮状沟、白斑、纵行沟、浮肿、狭窄、黏膜的脆弱性众所周知(图1~4)[1]。纵行沟被认为是纵贯凹陷的多条沟, 一般认为, 狭窄的间隔内有2条沟的情况比较多, 通过靛蓝胭脂红色素染色会变得更加鲜明。白斑的本态是嗜酸性粒细胞的

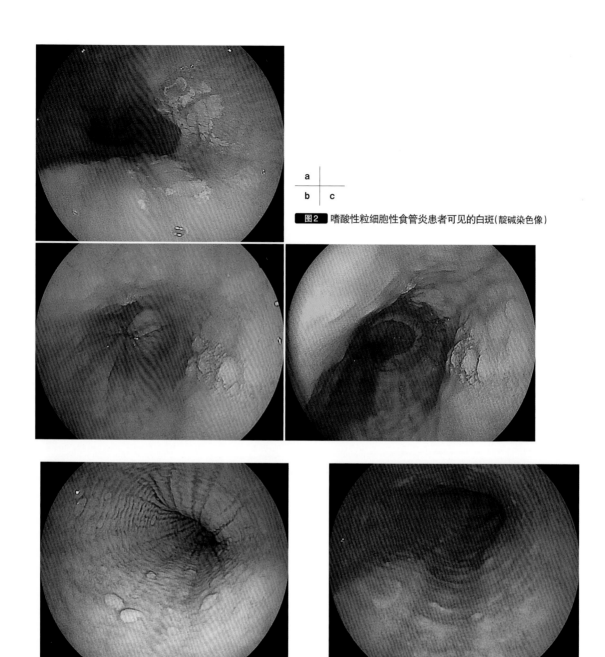

a
b | c

图2 嗜酸性粒细胞性食管炎患者可见的白斑(靛碱染色像)

图3 嗜酸性粒细胞性食管炎患者可见的纵横沟(靛蓝胭脂红染色像)

图4 嗜酸性粒细胞性食管炎患者发现的浮肿(血管透视模糊化)

microabscess，需要与食管真菌症进行鉴别，但是食管真菌症的特征是食管上部比食管下部的出现的可能性更强。但是，嗜酸性粒细胞性食管炎的病理变化与食管上部相比，在食管下部有强烈的表现，如后所述，通过从同一部位进行活检，可以有效地进行食管嗜酸性粒细胞浸润的诊断。此外，

本中心目前还没有狭窄的病例出现。

以前的研究中，纵行沟槽、白斑的出现作为嗜酸性粒细胞性食管炎的内镜所见对于明确诊断被认为是重要的[2, 3]。作者[4]过去的研究中，也发现了内镜上怀疑某种嗜酸性粒细胞性食管炎的表现，进行活检的病例中，病理组织学上食管上皮中

72

高倍率视野下认定嗜酸性粒细胞15个以上并被诊断为嗜酸性粒细胞性食管炎的例子中，与未被诊断为嗜酸性粒细胞性食管炎的例子相比，明确可见白斑、纵横沟、浮肿等内镜表现的程度较强。另外，在被诊断为嗜酸性粒细胞性食管炎的例子中，发现嗜酸性粒细胞性浸润的活检部位进行多变量分析后，有以下两个显著的见解：①活检部位为下食管；②活检部位白斑所见程度较强。以前为了诊断嗜酸性粒细胞性食管炎，建议从食管的各部位进行尽可能多的活检。但是，笔者[4]的研究认为，通过以下部食管发现白斑的部位为中心进行的活检，可以减少活检个数，并更有效地诊断食管嗜酸性粒细胞浸润。

体检受诊者的嗜酸性粒细胞性食管炎的发病率和临床特征

关于日本人的发病率，藤城等[5]在接受上消化管内镜检查(esophagogastroduo denoscopy；EGD)的23 346例中，发现4例被诊断为嗜酸性粒细胞性食管炎，报告其发病率为0.017%，藤原等[6]在接受了EGD的13 634例中，有71例怀疑是嗜酸性粒细胞性食管炎而进行活检，病理组织学确定7例被诊断为嗜酸性粒细胞性食管炎，报告其发病率为0.05%。本中心在2013年4月～2014年12月之间，以健康检查为目的进行EGD的不重复的4999例的回顾性研究中，通过内镜确认怀疑存在嗜酸性粒细胞性食管炎的结果，进行活检的35例中20例被诊断为是病理组织学上的嗜酸性粒细胞性食管炎，其发病率为0.40%，显示与以往的报告相比的极高的发病率[4]。另外，该研究中未出现女性病例，得出的男性的发病率为0.61%[4]。

1. 体检受诊者的嗜酸性粒细胞性食管炎的临床影像

本中心在2013年4月至2017年3月的4年间，共进行了16 688次EGD检查，但是其中每年均体诊者很多，除去期间内重复内镜实施例在内，以7587例(男性4802例，女性2575例，平均年龄51.1岁)为对象，本次重新研究了本病的发病率。在此期间

表1 体检中发现的嗜酸性粒细胞性食管炎的临床图像(n=36)

性别(男性：女性)	32：4
平均年龄±SD(分布)	48.3±8.9(35～67)岁
症状(有：无)	25：11
症状的种类(有重复)	
进食阻塞感	17
胸闷	12
胸痛	1
心窝部疼痛	1
过敏性疾病(有：无)	29：7
疾病的种类(有重复)	
过敏性鼻炎	21
哮喘	10
荨麻疹，皮炎	5
食物过敏症状	3
过敏性结膜炎	1
Helicobacter pylori 感染	
阴性	25
阳性	6
除菌后	5(1*)
逆流性食管炎**(有：无)	7：29

*：1例是除菌后发病。

**：洛杉矶分类 Grade A 以上的逆流性食管炎。

有36例被诊断为嗜酸性粒细胞性食管炎，其发病率为0.47%，与以往本中心报告[4]的数据大致相同。在发现有进食阻塞感、胸闷等症状时，即使在内镜上未发现嗜酸性粒细胞性食管炎的典型表现、进行食管活检也可诊断为嗜酸性粒细胞性食管炎。本中心的内镜检查是以体检为目的进行的，活检仅在内镜上发现疑似嗜酸性粒细胞性食管炎的情况下进行，因此，实际上可能存在更多的嗜酸性粒细胞性食管炎的病例。

如表1所示，性别中男性32例，女性4例，其中男性占多数，男性的发病率为0.67%，女性的发病率为0.14%，平均年龄为48.3岁。有进食阻塞感、胸闷等症状的有25例(69.4%)，没有症状的有11例。虽然是体检病例，但有大约半数的病例有主诉不适。另外，29例(80.6%)有某种过敏疾病，其中对食物过敏者有3例。病例对比研究表明，无幽门螺杆

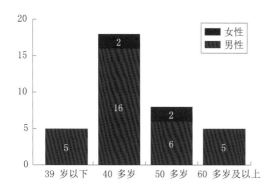

图5 体检发现的嗜酸性粒细胞性食管炎的不同年龄段患者数

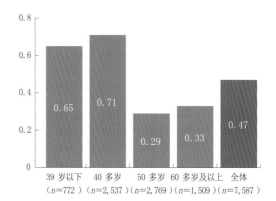

图6 体检发现的嗜酸性粒细胞性食管炎的不同年龄段发病频度

菌 *Helicobacter pylori*（*H.pylori*）感染是嗜酸性粒细胞性食管炎的有意义的危险因子[7]，在本实验中，25例（69.4%）为 *H.pylori* 感染阴性，*H.pylori* 感染阳性者为6例（16.7%）。在5例（13.9%）被诊断为嗜酸性粒细胞性食管炎时为 H.pylori 除菌后状态，其中1例在除菌前未发现嗜酸性粒细胞性食管炎的内镜表现，由此推测是除菌后发病的病例。在嗜酸性粒细胞性食管炎诊断时，可见洛杉矶分类GradeA以上的反流性食管炎表现者为7例（19.4%）。

2. 不同年龄段的嗜酸性粒细胞性食管炎的发病率

从不同年龄段来看，被诊断为嗜酸性粒细胞性食管炎的病例数量中，40多岁的人最多，发现了18例（50.0%）（图5），但该中心大多在40岁之后为了健康检查而接受内镜检查，根据各年龄段内镜实施例数，可以看出不同年龄段人群嗜酸性粒细胞性食管炎发病率中，39岁以下0.65%，40岁以下0.71%（图6）。到目前为止，日本人认为嗜酸性粒细胞性食管炎的患者年龄多在40~50多岁之间，这是因为此年龄段人群以体检为目的进行内镜检查的病例很多，所以推测实际的发病率、越是患有过敏疾病的年轻人越高。

嗜酸性粒细胞性食管炎诊断之前的经过

被诊断为嗜酸性粒细胞性食管炎的36例中，11例（30.6%）为本中心的初次EGD中被诊断为嗜酸性粒细胞性食管炎，在剩下的25例中，在被诊断为嗜酸性粒细胞性食管炎之前在本中心接受过EGD。在**表2**上显示了这25个病例中，直到诊断为止的内镜图像中是否存在怀疑嗜酸性食管炎的表现（如白斑和纵横沟）的研究结果。过去的内镜检查中未发现嗜酸性粒细胞性食管炎的内镜所见，13例（52.0%）诊断时是在内镜检查中首次确认怀疑嗜酸性食管炎的表现的，其中1例是4年前出现阳性所见的病例。在12例（48.0%）中，没有进行活检，虽然没有诊断出嗜酸性粒细胞性食管炎，但在本中心的内镜检查中，以前就有怀疑嗜酸性粒细胞性食管炎的特征性表现。其中的6例中，虽然检查间隔不同，但过去的内镜检查中可见怀疑嗜酸性粒细胞性食管炎的阳性表现，与50多岁、60岁以上相比，49岁以下的病例中诊断出嗜酸性粒细胞性食管炎的频率高，即使未治疗，根据内镜实施时期的不同，存在嗜酸性粒细胞性食管炎通过内镜难以诊断的病例。

病例

[**病例1**] 60多岁，男性。1年前的内镜检查中，下部食管只有轻度黏膜白浊（**图7a**），在诊断时的内镜检查中，仅在食管下部发现纵行沟（**图7b~d**），通过同部位的活检，可见食管上皮中高倍率每视野15个嗜酸性粒细胞。综上所述，诊断为嗜酸性粒细胞性食管炎。

表2 嗜酸性粒细胞性食管炎诊断前的内镜所见

内镜所见	6年前及以上	5年前	4年前	3年前	2年前	1年前
出现	×	×	×	×	×	×
出现	×	×	×	×	×	×
出现	×	×	×	×	×	×
出现	×		×	×	×	
出现	×		×			×
出现		×	×	×	×	×
出现		×	×	×	×	×
出现		×	×	×		×
出现		×		×		×
出现		×				
出现				×	×	×
出现						×
出现	×		○		○	
不变	○		○	○		○
不变	○				○	
不变		○	○	○	○	○
不变		○				
不变				○		
不变				○	○	○
变动	○	○	×	○	×	×
变动	○	○	○	○	○	×
变动	○			○	×	
变动	○					×
变动	×	×	○	×	×	
变动			×	×	○	×

○:怀疑某种嗜酸性粒细胞性食管炎的内镜所见,×:嗜酸性粒细胞性食管炎的内镜所见。

[病例2] 50多岁,女性。1年前的内镜检查中,虽然没有发现疑似食管嗜酸性粒细胞性食管炎的表现(图8a, b),但在诊断时的内镜检查中,发现食管下部有白斑和轻度的纵行沟表现(图8c),食管中部有短小的纵行沟和白斑(图8d, e),从食管下部、中部异常表现的部位进行活检,证明存在嗜酸性粒细胞浸润,诊断为嗜酸性粒细胞性食管炎。在本病例中,怀疑嗜酸性粒细胞性食管炎的内镜表现分散在食管下部~中部,表现出嗜酸性粒细胞性食管炎的病变程度在食管内分布不均匀,为了诊断,需要对白斑等并不明显部位进行精准活检。

[病例3] 50多岁,男性。诊断2年前的内镜检查中,发现了下段食管的纵贯沟槽,怀疑是嗜酸性粒细胞性食管炎的表现,但此时没有进行活检,无法诊断(图9a)。诊断一年前的内镜检查中,没有发现怀疑食管有嗜酸性粒细胞性食管炎的内镜所见(图9b)。诊断时的内镜检查在食管中部~下部发现纵行沟(图9c),通过活检证明了嗜酸性粒细胞浸润,诊断为嗜酸性粒细胞性食管炎。类似本病例,也有在自然过程中怀疑嗜酸性粒细胞性食管炎的内镜所见发生变化的病例。

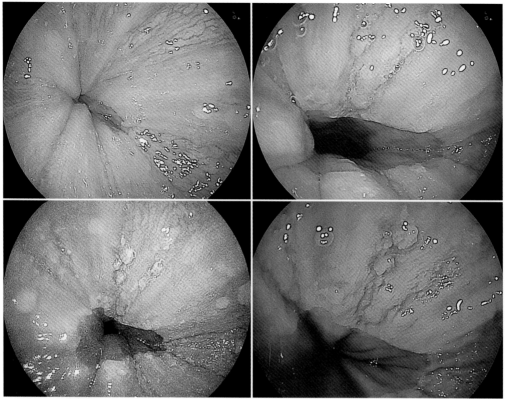

<table>
<tr><td>a</td><td>b</td></tr>
<tr><td>c</td><td>d</td></tr>
</table>

图7 [病例1] 60多岁，男性。

怀疑嗜酸性粒细胞性食管炎的内镜所见新征象的病例。1年前的内镜检查没有发现异常（a），在诊断时的内镜检查中，发现食管下部有纵行沟（b~d），在活检病理诊断中诊断为嗜酸性粒细胞性食管炎。

a　1年前的内镜像。

b~d　诊断时的内镜像。b:通常内镜像，c:BLI像，d:靛蓝胭脂红染色像。

在体检中发现的嗜酸性粒细胞性食管炎诊断后的预后

在本中心被诊断为嗜酸性粒细胞性食管炎后，推荐在专业治疗中心中使用质子泵抑制剂（proton pump inhibitor, PPI）进行治疗，在被诊断为嗜酸性粒细胞性食管炎的36例中，30例通过PPI治疗后在内镜下的食管活检，可以评价PPI治疗反应性（图10）。23例患者（76.7%）在PPI治疗后的食管活检中，嗜酸性粒细胞浸润每高倍率视野小于15个，参考欧美的指导方针[8]被诊断为PPI-REE（PPI-responsive esophageal eosinophilia）。另一方面，7例（23.3%）被诊断为缺乏PPI反应性，诊断为狭义上的嗜酸性粒细胞性食管炎。但是，在最近的报告中，PPI-REE和狭义的嗜酸性粒细胞性食管炎在临床表现，内镜表现，食管内mRNA的发现等方面没有区别，所以被认为是同一疾病[9-12]。在被认为是PPI-REE的23例中的12例中，PPI维持治疗，除了一例再复发，其余治疗效果良好。中止PPI治疗的9例中有7例（77.8%）再次复发，而后继续PPI治疗。到现在为止的经过观察，PPI治疗中止后未复发的只有两个例子，因此中止治疗被认为疾病再复发的概率极高。

如前所述，本中心在诊断为嗜酸性粒细胞性食管炎时推荐使用PPI进行治疗，虽然不能叙述未治疗的过程，但在诊断前几年内的内镜观察中，即使是有疑似嗜酸性粒细胞性食管炎的病例，若

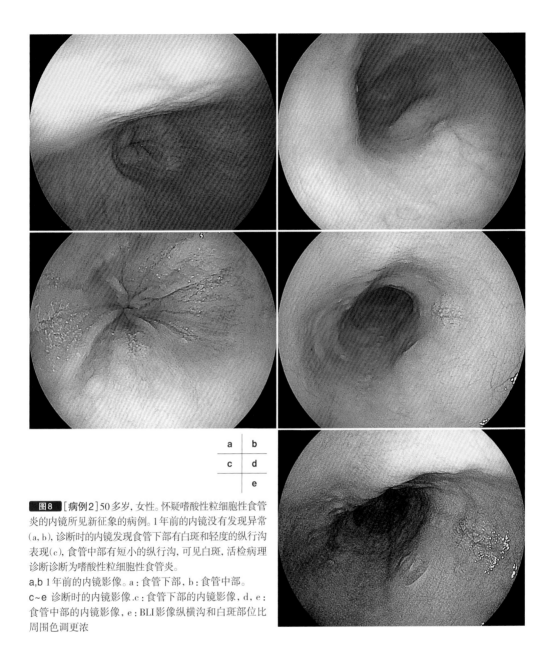

a	b
c	d
	e

图8 [病例2]50多岁，女性。怀疑嗜酸性粒细胞性食管炎的内镜所见新征象的病例。1年前的内镜没有发现异常(a, b)，诊断时的内镜发现食管下部有白斑和轻度的纵行沟表现(c)，食管中部有短小的纵行沟，可见白斑，活检病理诊断诊断为嗜酸性粒细胞性食管炎。

a,b 1年前的内镜影像。a：食管下部，b：食管中部。

c~e 诊断时的内镜影像.c：食管下部的内镜影像，d，e：食管中部的内镜影像，e：BLI影像纵横沟和白斑部位比周围色调更浓

未出现狭窄等症状，体检发现的嗜酸性粒细胞性食管炎短期预后良好。然而，在PPI等治疗中嗜酸粒细胞浸润消失并疗效良好的患者中，需要持续治疗到什么时候尚不清楚。

结语

笔者报告了本中心以体检为目的的内镜检查中发现的嗜酸性粒细胞性食管炎的36例患者的临床图像和经过。本中心内镜检查对本病检出率为0.47%，随着对疾病识别经验的丰富，今后可能会

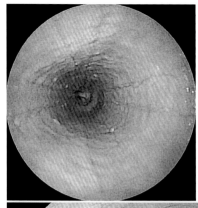

图9 [病例3] 50多岁，男性。

怀疑嗜酸性粒细胞性食管炎的内镜所见发生变动的病例。2年前的内镜像和诊断时的内镜像可见在食管上纵行沟槽，1年前的内镜像中怀疑是嗜酸性粒细胞性食管炎，内镜所见无典型征象。a：诊断2年前的内镜像，b：诊断2年前的内镜像，c：诊断时的内镜像。

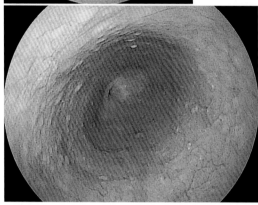

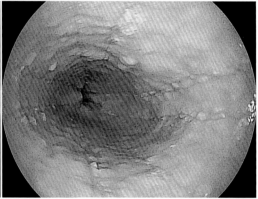

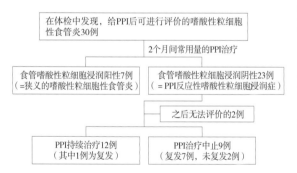

图10 体检发现的嗜酸性粒细胞性食管炎的PPI治疗反应性

诊断出的病例会更多，但也需要注意，如本文所示，可能有内镜观察结果变动的病例。在体检中发现的许多例子中，PPI治疗奏效，但因停止治疗容易引起复发，对于长期预后，今后仍需要进一步研究。

参考文献

[1] Hirano I, Moy N, Heckman MG, et al. Endoscopic assessment of the oesophageal features of eosinophilic oesophagitis : validation of a novel classification and grading system. Gut 62: 489–495, 2013

[2] Abe Y, Iijima K, Ohara S, et al. A Japanese case series of 12 patients with esophageal eosinophilia. J Gastroenterol 46: 25–30, 2011

[3] Shimura S, Ishimura N, Tanimura T, et al. Reliability of symptoms and endoscopic findings for diagnosis of esophageal eosinophilia in a Japanese population. Digestion 90;49–57, 2014

[4] Adachi K, Mishiro T, Tanaka S, et al. Suitable biopsy site for detection of esophageal eosinophilia in eosinophilic esophagitis suspected cases. Dig Endosc 28;139–144, 2016

[5] Fujishiro H, Amano Y, Kushiyama Y, et al. Eosinophilic esophagitis investigated by upper gastrointestinal endoscopy in Japanese patients. J Gastroenterol 46;1142–1144, 2011

[6] Fujiwara Y, Sugawa T, Tanaka F, et al. A multicenter study on the prevalence of eosinophilic esophagitis and PPI–responsive esophageal eosinophilic infiltration. Intern Med 51;3235–3239, 2012

[7] Furuta K, Adachi K, Aimi M, et al. Case–control study of association of eosinophilic gastrointestinal disorders with Helicobacter pylori infection in Japan. J Clin Biochem Nutr 53;60–62, 2013

[8] Liacouras CA, Furuta GT, Hirano I, et al. Eosinophilic esophagitis : updated consensus recommendations for children and adults. J Allergy Clin Immunol 128:3–20, 2011

[9] Dellon ES, Gonsalves N, Hirano I, et al. ACG clinical guideline : Evidenced based approach to the diagnosis and management of esophageal eosinophilia and eosinophilic esophagitis (EoE). Am J Gastroenterol 108:679–692, 2013

[10] Dranove JE, Horn DS, Davis MA, et al. Predictors of response to proton pump inhibitor therapy among children with significant esophageal eosinophilia. J Pediatr 154:96–100, 2009

[11] Moawad FJ, Schoepfer AM, Safroneeva E, et al. Eosinophilic oesophagitis and proton pump inhibitor–responsive oesophageal eosinophilia have similar clinical, endoscopic and histological findings. Aliment Pharmacol Ther 39:603–608, 2014

[12] Wen T, Dellon ES, Moawad FJ, et al. Transcriptome analysis of proton pump inhibitor–responsive esophageal eosinophilia reveals proton pump inhibitor–reversible allergic inflammation. J Allergy Clin Immunol 135:187–197, 2015

Summary

Clinical Features and Prognosis of Eosinophilic Esophagitis Cases Diagnosed by Upper GI Endoscopic Screening

Kyoichi Adachi[1], Mayumi Okada,
Tomoko Mishiro, Eiko Okimoto[2],
Norihisa Ishimura, Yoshikazu Kinoshita

Among 7,587 cases who were screened by upper GI endoscopic examination, thirty–six were diagnosed with eosinophilic esophagitis. Thus, its prevalence was 0.47%, and there were 32 and 4 male and female cases, respectively. Twenty–nine cases (81%) had some allergic disease, and 25(69%) had some upper GI symptoms, such as dysphagia and heartburn. Twelve of these 25 cases (48%) had shown some endoscopic findings of eosinophilic esophagitis in previous endoscopic examinations. Twenty–three of 30 cases (77%) were considered to be PPI (proton–pump inhibitor)–responsive esophageal eosinophilia (PPI–REE), and the other 7 cases were diagnosed as EE in the narrow sense. Disease recurrence was frequently observed after cessation of PPI administration in cases with PPI–REE.

[1] Health Center, Shimane Environment and Health Public Corporation, Matsue, Japan

[2] Second Department of Internal Medicine, Shimane University Faculty of Medicine, Izumo, Japan

主 题 研 究

放大内镜下嗜酸性粒细胞性食管炎的图像诊断

熊谷 洋一[1]

川田 研郎[2]

田久保 海誉[3]

天野 邦彦[1]

傍岛 润

石亩 亨

幡野 哲

伊藤 徹哉

近范泰

牟田 优

山本 梓

福地 稔

石桥 敬一郎

持木 雕人

石田 秀行

摘要●本文概述了嗜酸性粒细胞性食管炎(EoE)的放大、超放大内镜观察影像。通过 NBI 放大内镜观察 EoE 的特征表现为浅驼色黏膜,点状 IPCL 的扩张(日本食管学会分类 Type A),血管透视的消失。所有这些特征都可在 EoE 中发现,对于与反流性食管炎的鉴别很有意义。在 ECS 对 EoE 的观察中发现,除了表层扁平上皮的核密度增加之外,还有许多分叶核的炎症细胞浸润。对 EoE 来说,应用 ECS 观察有助于精准活检和治疗效果判定,ECS 可以说是有益的检查手法。

关键词　嗜酸性粒细胞性食管炎　放大内镜　超放大内镜　窄带成像内镜系统(narrow band imaging endocytoscopy system)

[1] 琦玉医科大学综合医疗中心消化·普通外科　〒350-8550 川越市鸭田 1981
　　E-mail : kuma7srg1@gmail.com
[2] 东京医科齿科大学食管外科
[3] 东京都健康长寿医疗中心研究所老年病理学研究团队

前言

嗜酸性粒细胞性食管炎(eosinophilic esophagitis, EoE)是 Landres 等[1] 在 1978 年首次报告的。对患有过敏疾病的年轻男性易感,但病因至今未完全明[2]。组织学表现以嗜酸性粒细胞浸润食管上皮为特征,是引起食管功能异常的一种慢性炎症性疾病。主要症状多为吞咽困难和 food impaction(食物在食管的嵌塞)。

EoE 白光观察的特征有轮状沟、纵行沟、白斑、浮肿、狭窄等[3]。Hirano 等[4] 将这些特征分级,提出嗜酸性粒细胞性食管炎参考指数 EREFS(EoE reference score)。但是,轮状沟、纵行沟、浮肿、狭窄等白光下观察到的特征,也有 50% 的 GERD(gastro-esophageal reflux disease)的病例中出现以上特征[5],说明这些特征并非仅在 EoE 中出现。另外,白苔的附着也在真菌性食管炎中出现,若在白光观察中发现多个特征的情况下,诊断 EoE 的可能性很高。另外,在 7%~32% 的 EoE 中,也有在白光观察下未发现异常的情况[6],因此确诊必须进行活检组织诊断。

目前因病例数量有限,难以进行充分的研究,但本文介绍了 NBI 放大内镜、ECS 超放大观察中 EoE 的特点,及对应到白光观察下表现。

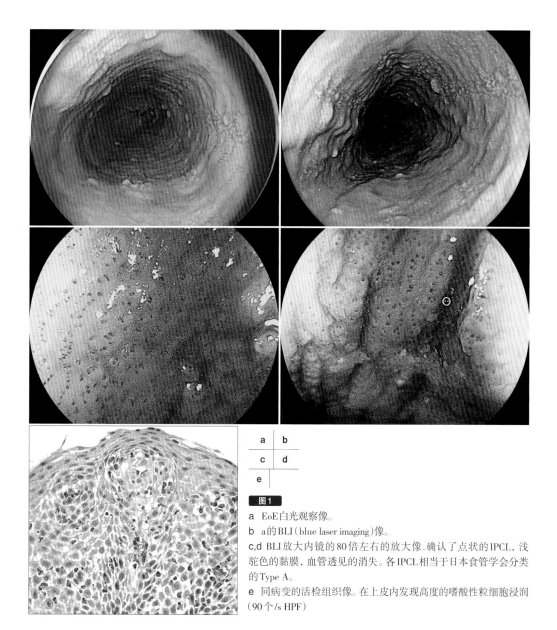

a	b
c	d
e	

图1

a EoE白光观察像。

b a的BLI(blue laser imaging)像。

c,d BLI放大内镜的80倍左右的放大像.确认了点状的IPCL,浅驼色的黏膜,血管透见的消失。各IPCL相当于日本食管学会分类的Type A。

e 同病变的活检组织像。在上皮内发现高度的嗜酸性粒细胞浸润(90个/s HPF)

图像增强放大内镜观察

Tanaka等[5]和Ichiya等[7]对EoE的NBI放大内镜的观察结果进行了详细的报告。在NBI放大内镜观察中,EoE的特征是"浅驼色黏膜,点状毛细血管襻(IPCL, intrapapilly capillary loop)的扩张,血管透视的消失"。IPCL扩张、血管透见消失等微血管变化在食管扁平上皮癌中也可观察到[8, 9]。但是,在EoE的图像增强放大观察结果中,IPCL的扩张、形状不均匀等表现与癌症的观察结果相比改变并不明显,参考日本食管学会分类可以达到TypeA的血管改变(图1)。另外,食管扁平上皮癌也会使血管透光消失,但除去IPCL的背景黏膜与周围黏膜相比,黏膜呈茶色(brownish),0~Ⅱc型的癌变在癌症边缘与正常部的边界常常可被清晰的观察到[10]。这是因为食管癌正下方的黏膜固有层,上皮直下毛细血管网(sub-epithelial capillary network, SECN)与正常部分相比有着更紧密的生长[11]。与癌症的观察相比,EoE的黏膜与周围黏膜的边界也比较模糊,从放大内镜的观察来看,与扁平上皮癌的鉴别也很容易。

嗜酸性粒细胞浸润是EoE的组织学影像的特

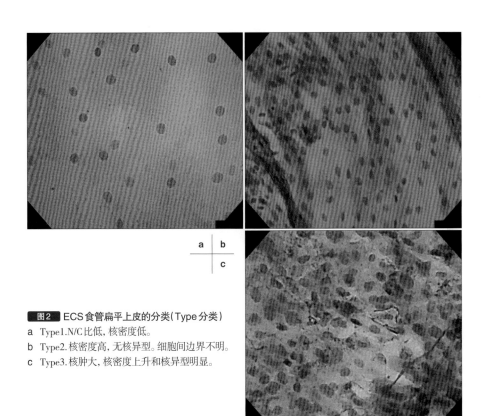

图2 ECS食管扁平上皮的分类（Type分类）
a Type1.N/C比低，核密度低。
b Type2.核密度高，无核异型。细胞间边界不明。
c Type3.核肿大，核密度上升和核异型明显。

征（用高倍视野观察在1视野内20个/HPF（high power field）以上；在欧美定义为1视野内15个/HPF），除此之外还可以通过基底层的肥厚、乳头的延长、上皮细胞间隙的增宽、黏膜固有层的纤维化等[12] 作为伴随特征。由于上皮的肥厚导致透光散射，树脂状血管网的透光性消失，可以观察到黏膜呈浅驼色的色调。

Tanaka等[5]报告指出，"浅驼色黏膜，点状IPCL扩张，血管透视消失"的特征都见于EoE，特征处可观察到食管嗜酸性粒细胞浸润。在GERD的研究中显示，点状IPCL的出现仅为30%，并且这一特点对于与EoE的鉴别是有用的，因此，NBI放大内镜观察到的特征比常规内镜观察中添加了更多信息，以便使诊断更精确。但是，确定诊断还是需要进行活检组织诊断，由于嗜酸性粒细胞浸润在组织内分布并不均等，需要从多个部位进行活检[3]。

基于ECS的观察

光学活检（optical biopsy）作为最近内镜的新措施。这是一种不采取组织，而是通过内镜图像获得与生检组织诊断同等的信息的技术尝试。可实现这个概念的内镜之一是ECS，食管病理的著作中曾有记述[13]。相对于目前市场上销售的放大内镜的放大率达到的80倍，ECS增加到了500~1000倍的倍率，是可以进行细胞水平诊断的内镜。作为最新的样机的GIF-Y0074和市场上贩卖的放大内镜一样，用手杆可以连续提高倍率500倍，一次检查可以得到正常白光影像，NBI放大影像，超放大细胞影像[14]。

作者[15]从2003年开始临床应用ECS，主要在食管上进行研究，提出了一种Type分类，用于有效地在体内组织诊断食管扁平上皮癌（图2）。

Type1:N/C比低，核密度低。

Type2:核密度高，无核异型。

Type3:核肿大，核密度上升和核异型明显。

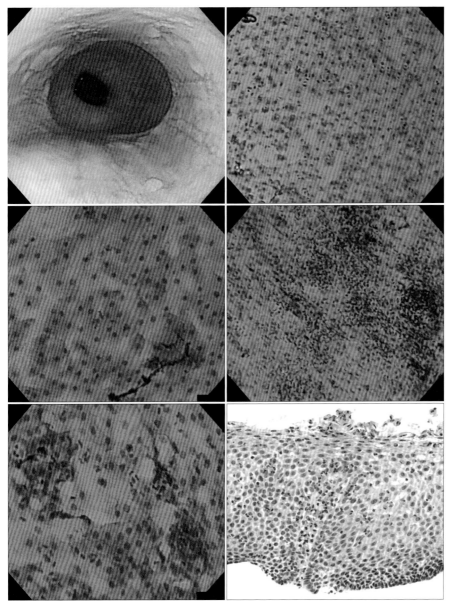

a	b
c	d
e	f

图3 ECS观察到的EoE的一个例子

〔a,b,c,f は Kumagai Y, et al. Endocytoscopic observation of various type esophagitis. Esophagus 13:200–207, 2016 より転載〕

a EoE的白光观察像。

b 同一病例的ECS像〔GIF-Y0002(第三代样机), ×380, 杜松子蓝染色〕.在表层一层扁平上皮中大量发现小型炎症细胞浸润。

c GIF-Y0002中同时使用了数字变焦的放大像(×700)。可见2个核分叶的炎症细胞。ECS诊断是Type2。

d 同一病例的ECS图像〔GIF-Y0074(第四代样机), ×500〕。可见大量的炎症细胞浸润。用数码显示的放大率为。

e 在GIF-Y0074中同时使用数码变焦的放大像(×900)。比GIF-Y0002更清楚地发现炎症细胞的分叶核。

f 病理组织像。在活检组织诊断中,到上皮表层观察到多个嗜酸性粒细胞浸润(20个/HPF以上),可以诊断为EoE。

未进行活检组织诊断, Type1可以在非癌症病变中出现, Type3则出现在恶性病变中, 但Type2的存在可以出现在炎症到癌症的各种组织, 因此决定治疗方针需要进行活检组织诊断。依赖Type3改变诊断癌症的话, 内镜医生的诊断灵敏度为96.3%, 特异度为94.0%, 效率很高, 对恶性肿瘤可以实现实时进行生物活体诊断[16]。

在ECS上观察到的EoE[17]通过非放大白光观察在下部食管上发现了纵行沟(图3a)。超放大观察发现核密度上升, 被诊断为Type2。除了表层的扁平上皮外, 还发现了多个分叶的两核炎症细胞浸润。在活检组织诊断中, 嗜酸性粒细胞在上皮内1个高倍视野内存在20个〔20个/HPF〕以上, 诊断为EoE(图3f)。

这样, ECS可以看到上皮表层的炎症细胞浸润。嗜酸性粒细胞多具有分叶核, 可以从显示具有分叶核的细胞高度浸润的ECS图像推断出是EoE。但是, 为了确定是EoE, 活检组织诊断是必要的。但是, 如果并用ECS观察的话, 对于在食管内不均等分布的嗜酸性粒细胞性浸润也可以进行精准活检。另外, 对治疗效果判定也可能有意义, 可以说其是有应用前景的检查方法。

结语

概述了对EoE的放大, 超放大内镜观察。EoE在日本是比较罕见的疾病, 病例数量较少, 但希望通过使用这些内镜在将来能进行更精密、更容易的诊断。

参考文献

[1] Landres RT, Kuster GG, Sturn WB. Eosinophilic esophagitis in a patient with vigorous Achalasia. Gastroenterology 74: 1298–1301, 1978

[2] Furuta GT, Liacouras CA, Collins MH, et al. Eosinophilic esophagitis in children and adults: a systematic review and consensus recommendations for diagnosis and treatment: Gastroenterology 133:1342–1363, 2007

[3] 阿部靖彦, 野村栄樹, 佐藤剛司, 他. 好酸球性食管炎の诊断. Gastroenterol Endosc 56:3378-3393, 2014

[4] Hirano I, Moy N, Heckman MG, et al. Endoscopic assessment of the oesophageal features of eosinophilic esophagitis: validation of a novel classification and grading system. GUT 62:489–495, 2013

[5] Tanaka K, Rubio CA, Dlugosz A, et al. Narrow-band imaging magnifying endoscopy in adult patients with eosinophilic esophagitis esophageal eosinophilia and lymphocytic esophagitis. Gastrointest Endosc 78:659–664, 2013

[6] Dellon ES, Gibbs WB, Fritchie KJ, et al. Clinical, endoscopic, and histologic findings distinguish eosinophilic esophagitis from gastroesophageal reflux disease. Clin Gastroenterol Hepatol 7: 1305–1313, 2009

[7] Ichiya T, Tanaka K, Rubio CA. Evaluation of narrow-band imaging signs in eosinophilic and lymphocytic esophagitis. Endoscopy 49:429–437, 2017

[8] Kumagai Y, Inoue H, Nagai K, et al. Magnifying endoscopy, stereoscopic microscopy and the microvascular architecture of superficial esophageal carcinoma. Endoscopy 34:369–375, 2002

[9] Oyama T, Inoue H, Arima M, et al. Prediction of the invasion depth of superficial squamous cell carcinoma based on microvessel morphology: magnifying endoscopic classification of the Japan Esophageal Society. Esophagus 14:105–112, 2017

[10] Minami H, Isomoto H, Nakayama T, et al. Background coloration of squamous epithelium in esophago-pharyngeal squamouscell carcinoma: what causes the color change? PLoS One 9: e85553, 2014

[11] Kumagai Y, Sobajima J, Higashi M, et al. Angiogenesis in superficial esophageal squamous cell carcinoma: assessment of microvessel density based on immunostaining for CD34 and CD105. Jpn J Clin Oncol 44:526–533, 2014

[12] Takubo K. Idiopathic eosinophilic esophagitis. In Pathology of the Esophagus, 3rd ed. Wiley Publishing Japan, Tokyo, pp 75–76, 2017

[13] Kumagai Y, Monma K, Kawada K. Magnifying chromoendoscopy of the esophagus: in-vivo pathological diagnosis using an endocytoscopy system. Endoscopy 36:590–594, 2004

[14] Kumagai Y, Takubo K, Kawada K, et al. A newly developed continuous zoom-focus endocytoscope. Endoscopy 49:176–180, 2017

[15] Kumagai Y, Kawada K, Yamazaki S, et al. Endocytoscopic observation for esophageal squamous cell carcinoma: Can biopsy histology be omitted? Dis Esophagus 22:505–512, 2009

[16] 熊谷洋一, 川田研郎, 田久保海誉, 他. 超拡大内視鏡 (Endocytoscopy system) による食管病变の诊断. Gastroenterol Endosc 59:207-218, 2017

[17] Kumagai Y, Takubo K, Kawada K, et al. Endocytoscopic observation of various types of esophagitis. Esophagus 13:200–207, 2016

Summary

Magnifying Endoscopic Observation for Eosinophilic Esophagitis

Youichi Kumagai[1], Kenrou Kawada[2],
Kaiyo Takubo[3], Kunihiko Amano[1],
Jun Sobajima, Toru Ishiguro,
Satoshi Hatano, Tetsuya Ito,
Noriyasu Chika, Yuu Muta,
Azusa Yamamoto, Minoru Fukuchi,
Keiichiro Ishibashi, Erito Mochiki,
Hideyuki Ishida

The observation of EoE (eosinophilic esophagitis) using NBI–ME (narrow band imaging magnifying endoscopy) reported three features : beige mucosa, dotted IPCLs (intrapapillary capillary loops) Type A according to the Japan esophageal society classification, and absent cyan vessels. All of these three features were reported to be found in the majority of EoE cases. Thus, we consider these NBI–ME–recorded features beneficial in distinguishing EoE from the gastro–esophageal reflux disease.

Using ECS (endocytoscopy system) massive infiltration of the inflammatory cells with bi–lobed nuclei along with slight increase in the nuclear density of the surface squamous cells was observed in EoE (Type 2 of our classification) Thus, ECS may be useful in performing target biopsy for the diagnosis of EoE. Further, it may also be useful for evaluating the therapeutic effects in EoE.

[1] Department of Digestive Tract and General Surgery, Saitama Medical Center, Saitama Medical University, Kawagoe, Japan

[2] Department of Esophageal and General Surgery, Tokyo Medical and Dental University, Tokyo

[3] Research Team for Geriatric Pathology, Tokyo Metropolitan Institute of Gerontology, Tokyo

小儿嗜酸性粒细胞性食管炎的特征

野村 伊知郎[1]

摘要●嗜酸性粒细胞性食管炎(EoE)在欧美患者数量急剧增加。在日本,新生儿~婴儿的消化道过敏以及嗜酸性粒细胞性肠胃炎(EGE)的发病人数增加了,但是儿童纯粹的EoE只是在病例报告寥寥无几。与EGE相比,EoE在局限在食管上的炎症,因此PPI内服治疗和吸入用类固醇药吞咽治疗等局部治疗容易进行,可以不产生长期副作用而获得治疗效果。

关键词　嗜酸性粒细胞性消化管疾患　嗜酸性粒细胞性食管炎　嗜酸性粒细胞性胃肠炎　吸入类固醇药　食物除去

[1] 国立成育医疗研究中心免疫过敏·感染研究部及过敏科
　　地址：157–8535东京都世田谷区大藏2丁目10–1

前言

21世纪以来,嗜酸性粒细胞性食管炎的患者数量急剧增加,在欧美迅速普及,发表了许多优秀的研究论文。现在,欧美的发病率1万人中就有50.5人,几乎和小儿炎症性肠炎相同。在日本,纯粹的EoE、尤其儿童中的患者数量很少,但今后其发病率有增加的可能性。本疾病有可能引起食管狭窄、食物嵌压等,应该加以重视。因此,本文主要以欧美国家已经明确的事实为基础进行回顾,对将来治疗在日本的患者做准备。

嗜酸性粒细胞性消化管疾病

对于嗜酸性粒细胞性消化管疾病,像图1那样大致分为EoE和嗜酸性粒细胞性肠胃炎。EoE现在的定义是炎症只局限于食管的情况,胃等其他部位有炎症的情况不应该称为EoE,应该称为EGE。

EGID的主要原因

特别是EoE的研究表明,EGID是非IgE依赖

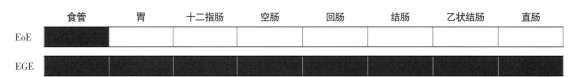

图1　EGID的炎症部位。EGID分为EoE和EGE两个部分。EoE的炎症局限于食管。EGE的炎症分布范围很广。也有以胃炎为中心的嗜酸性粒细胞性胃炎、以大肠为中心的嗜酸性粒细胞性大肠炎等亚组。

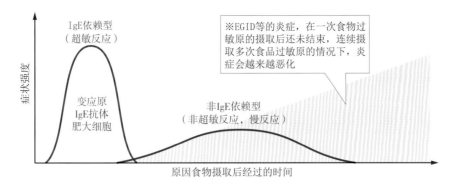

图2 IgE依赖型和非IgE依赖型(含EGID)的原因食物摄取后经过的时间伴随的炎症程度的示意图
食物过敏因发病时间和症状大致分为两类。IgE依赖型反应是由遍布全身的食物特异性IgE抗体和肥大细胞引起的,由荨麻疹和呼吸困难等全身引起症状。多在几分钟到两小时内发动。另一方面,非IgE依赖型反应,短则1小时,有时则2周以上后发动,引起炎症的脏器只限于存在过敏原特异性T细胞的部位(如果是本症则是消化道)。

性过敏引起的消化管炎症[1](图2)。原因大部分是食物过敏原,一部分是花粉等环境过敏原造成的。需要注意的是,IgE依赖性机制不是主体。很多医生都很了解对IgE依赖性的I型过敏,认为可以进行适当的治疗,但对于非IgE依赖性过敏大多理解不足。

日本小儿EoE的现状

根据对Ito等[2]EGID的病例报告687例进行分析的系统性评论,94%的白人患者是炎症只限于食管的EoE,以日本为中心的72%的亚洲人是广泛发炎的EGE。在白人患者中,男性患者是女性的三倍,而且与年龄无关。EoE可以说是白人男性中特别多的疾病。发病可能与环境因素、遗传因子密切相关,但遗传因子的关联很大。和欧美的学者们讨论认为,EGE在亚洲也存在很多这样的特点。

另一方面,根据Ishimura等[3]的报告,近年来成人中EoE的发病有增加的倾向。成人为了体检和症状诊断多进行消化管内镜检查。因此,越来越多的人发现症状较轻的纯粹的EoE。另一方面,由于儿童实施消化管内镜检查的难度很高,检出率可能比实际患病值低。近年来,随着儿童消化管内镜检查的医生急剧增加,今后将有新的发现。

发病机制

考虑到EoE正在急剧增加,环境因素的干预性很大。随着抗菌药的使用,微生物,食物添加剂等在生活中的应用,各种各样的因素都有关联,将来会明确疾病原因。到目前为止,对遗传因素的研究很深,有很多有趣的发现。男性的发病率是女性的3倍,家族性发病发生较多,特别是兄弟间风险比为普通人的80倍,多并发超敏性食物过敏、过敏性鼻炎、支气管哮喘、过敏性皮炎等,单核苷酸多态性研究表明,TSLP,CAPN 14,CCL26,EMSY等在本症发病时存在差异[4]。均是从食管上皮中释放出来的分子,被认为与以食管黏膜为场所的非IgE依赖性过敏性炎症的发生有关。

症状

成人中的症状,以吞咽障碍(96%)、食物嵌压(66%)较多,儿童中以心窝处绞痛、腹痛(60%)最多,呕吐(40%)持续[5],但儿童不能用语言清晰表达。

检查结果

内镜宏观观察是，长期的炎症情况下，可见和成人患者一样的环状沟、纵行沟，在食管黏膜的多个地方可见15个以上/HPF（high power field）的嗜酸性粒细胞聚集。这里重要的是，可以解释为EoE症状的由来。如果碰巧在一个地方聚集了20个嗜酸性粒细胞，诊断也要慎重。笔者曾经历过功能性肠胃障碍患者中有一个地方有20个/HPF左右的嗜酸性粒细胞聚集的现象。

治疗

小儿EoE的治疗[6, 7]，特别要注意身体成长和长期副作用。而且，监护人对孩子的未来抱有很大的期待，同时也非常担心疗效和预后。应注意考虑这些进行治疗。对于在组织学上被诊断为EoE的患者，有三个主要的治疗选项（图3）。包括质子泵抑制剂（proton pump inhibitor, PPI）内服治疗吸入用类固醇药吞咽治疗，食物去除治疗。小儿除此之外还需加上抗组胺药、白三烯受体拮抗药、细胞因子拮抗药等内服治疗。

当PPI内服有效果时，该患者不是EoE，而是PPI-REE（PPI responsive esophageal eosinophilia），虽然被分类为与EoE本质不同的疾病，但在食管黏膜的表现微阵列分析中发现EoE和PPI-REE的炎症性质极其相似[8]。PPI-REE也和EoE有相同的发病机制，应该认为PPI是显示抗炎症效果的病理变化。

口服PPI两个月后，如果症状和组织形态缺乏改善就改为吸入用类固醇药物吞咽治疗。不使用哮喘使用时吸入类固醇药的垫片，预先在口腔内喷雾，通过吞咽使食管黏膜与药物接触吸收。进入胃后，由于被胃酸快速分解，所有只对食管黏膜有效。虽然副作用不多，但量不同会引起口腔内的易感染性、影响身高、骨质疏松症，所以动态观察身高曲线，一边测定骨密度一边进行治疗。这些治疗仍有问题，或监护人和本人的要求强烈的

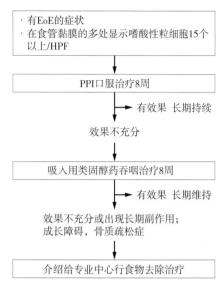

图3 治疗策略。显示简单的治疗策略，小儿除此之外还会加上抗组织胺药、白三烯受体拮抗药、细胞因子拮抗药等内服治疗。效果在临床和组织学上进行评价，但在小儿内镜检查的实施需要根据患者的情况来决定是否进行。

话，就改为食物去除治疗。这种治疗方法与超敏性食物过敏不同，有必要除去水解物、清汤、溴化物等，但患者也容易发生营养障碍等，本治疗的无经验者必须做好精神准备，以免引起医疗纠纷。因此最好转送到专门医院。另外，日本的EoE食物过敏原可能与欧美有很大差异，需要进一步研究。

未来展望

今后，日本儿童EoE患者人数也有增加的可能性，但同时各种临床研究数据公布，可以进行更好的诊疗。特定环境因素增加患病的可能[9]，临床需要开发能进行更简便的诊断方法和治疗药品。

参考文献

[1] Simon D, Cianferoni A, Spergel JM, et al. Eosinophilic esophagitis is characterized by a non-IgE-mediated food hypersensitivity. Allergy 71: 611–620, 2016

[2] Ito J, Fujiwara T, Kojima R, et al. Racial differences in eosinophilic gastrointestinal disorders among Caucasian and Asian. Allergol Int 64: 253–259, 2015

[3] Ishimura N, Shimura S, Jiao D, et al. Clinical features of eosinophilic esophagitis: differences between Asian and Western populations. J Gastroenterol Hepatol 30(Suppl 1): 71–77, 2015

[4] Cianferoni A, Spergel JM. From genetics to treatment of eosinophilic esophagitis. Curr Opin Allergy Clin Immunol 15: 417–425, 2015

[5] Molina-Infante J, Arias Ã, Alcedo J, et al. Step-up empiric elimination diet for pediatric and adult eosinophilic esophagitis: The 2-4-6 study. J Allergy Clin Immunol 2017[Epub ahead of print]

[6] Papadopoulou A, Koletzko S, Heuschkel R, et al. Management guidelines of eosinophilic esophagitis in childhood. J Pediatr Gastroenterol Nutr 58: 107–118, 2014

[7] Lucendo AJ, Molina-Infante J, Arias Ã, et al. Guidelines on eosinophilic esophagitis: evidence-based statements and recommendations for diagnosis and management in children and adults. United European Gastroenterol J 5: 335–358, 2017

[8] Shoda T, Morita H, Nomura I, et al. Comparison of gene expression profiles in eosinophilic esophagitis (EoE) between Japan and Western countries. Allergol Int 64: 260–265, 2015

[9] Jensen ET, Kuhl JT, Martin LJ, et al. Early-life environmental exposures interact with genetic susceptibility variants in pediatric patients with eosinophilic esophagitis. J Allergy Clin Immunol 2017[Epub ahead of print]

Summary

Characteristics of Eosinophilic Esophagitis in Childhood

Ichiro Nomura[1]

In Western countries, the number of patients with EoE (eosinophilic esophagitis) has sharply increased. In Japan, there have been increases in gastrointestinal allergies in newborns and infants and in eosinophilic gastroenteritis. However, pediatric EoE is limited to case reports' level. Compared with eosinophilic gastroenteritis, the inflammation is confined to the esophagus, and topical treatments such as proton pump inhibitors and swallowing of inhaled corticosteroids are available, which might provide therapeutic effect without long-term side effects. Here the characteristics of EoE are explained based on the European and American reports on pediatric EoE.

[1] Department of Allergy and Immunology, National Research Institute for Child Health and Development, Tokyo

先天性食管狭窄及术后狭窄时连续发生的嗜酸性粒细胞性食管炎1例

山田 佳之[1]

西 明[2]

摘要●在日本还没有儿童一过性嗜酸性粒细胞性食管炎的报告，但是笔者经常有其他疾病有频发的EoE患者。特别是，有过先天性食管封闭及食管狭窄术后相关的EoE病例，本病例的分析与有助于解明EoE的病态。本次，笔者治疗了先天性食管狭窄以及手术后发生的EoE。报告总结本病例特点。

关键词 嗜酸性粒细胞性食管炎　先天性食管狭窄 PPI-REE（proton-pump inhibitor-responsive esophageal eosinophilia）

[1] 群马县立儿童医疗中心过敏感染免疫·呼吸器科
　　〒377-8577 涩川市北橘町下箱田779　E-mail：yamaday@gcmc.prof.gunma.jp
[2] 同　外科

前言

嗜酸性粒细胞性食管炎，在欧美已经不是罕见的疾病了[1]，在日本的成人中发病也有增加的倾向。但是，日本儿童报告还很少[2]。有报道分析了2岁之前EoE发病的主要原因[3]，比起成人突然发病，从儿童期开始考虑其原因更为自然。从这个观点来看，日本也在分析小儿EoE患者今后是否会增加。在本中心，典型的小儿EoE很少，但在发现食物嵌塞等食管功能不全的症状时，对患儿也积极地进行了病理学的评价。其中，关于先天性食管封闭或狭窄手术后狭窄，发现患儿经常出现食管嗜酸性粒细胞增多[4]。本次，笔者在先天性食管狭窄术前已经发现嗜酸性粒细胞浸润，并在术后狭窄时又出现明显的嗜酸性粒细胞增多的病例。认为这是研究食管产生嗜酸性粒细胞增多机制的重要病例证据。

病例

患者：2岁2个月，男儿。

主诉：固体物摄取时的呕吐。

既往史：母指多指症。

现病史：从出生后6个月左右开始，经常出现摄取固体物时的呕吐。1岁5个月的时去儿科就诊，伴体重增加不良。改变食物的形态为易食食物后，体重渐增加，但是呕吐症状改善不佳。2岁2个月时去外科就诊。

身体检查：身高81.2cm（-1.84SD），体重10.0kg（-1.6SD），发现咳嗽、鼻塞，但查体所见，心肺、腹部未见异常。

术前所见：外科受诊时实施上消化管X线造影检查，发现食管狭窄（图1）。

并且，2岁3个月的时候进行上消化管内镜检查，确认下食管狭窄（图2a），同时进行了食管球囊

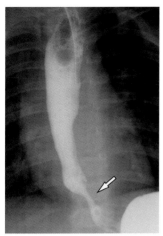

图1 上消化道X线造影检查。(狭窄部切除及端端吻合术前,两岁两个月时)
食管下部狭窄(箭头)

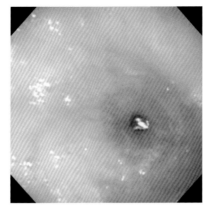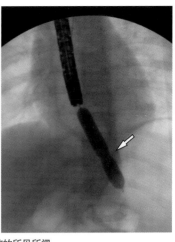

a | b

图2 狭窄部切除及端端吻合术前的所见所闻
a　EGD表现。可见食管下部明显的狭窄部位。
b　食管狭窄球囊扩张术。食管下部插入扩张用的气球使气球膨胀。由于狭窄使得球囊的一部分被挤压(箭头)。由此确定了狭窄部位。

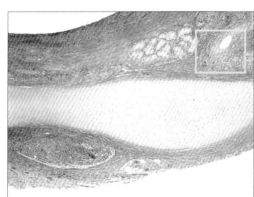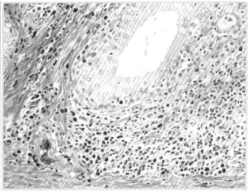

a | b

图3 手术时(2岁8个月时)的病理组织学表现
a:HE染色,×100,b:a的黄框部放大像。切除组织影像。内腔被多层扁平上皮覆盖,有不整的分层构造,由多列纤毛上皮构成的导管状构造的组织周围被嗜酸性粒细胞浸润,可见其他淋巴细胞浸润。另外,可见软骨成分和形成的淋巴滤泡。病理诊断是气管源性迷走型食管狭窄。

扩张术(**图2b**)。之后也没有完全改善,反复进行食管球囊扩张术。实施扩张术后得到了暂时的改善,虽然也看到了体重的增加,但是在每1个月行扩张术仍反复狭窄,没有完全改善,2岁8个月时,行狭窄部切除、食管端端吻合术治疗。

手术时切除组织标本中狭窄部位的病理组织学观察,可以看到软骨成分和导管状构造的迷走气管型食管狭窄。有趣的是,在迷入的导管结构的上皮周围伴随着明显的嗜酸性粒细胞浸润(**图3**)。另外,嗜酸性粒细胞浸润在食管黏膜上皮内被发现。

术后经过之后,虽然比以前情况有所改善,但由于1天1次左右的呕吐持续,2岁10个月再次实施了扩张术。内镜所见有吻合部狭窄(**图4a**),在活检病理组织学的可见伴随着基底上皮细胞层显著增殖的高度食管嗜酸性粒细胞增多(**图4b**)。从这时开始服雷贝拉唑,并进行观察。雷贝拉唑开始治疗后也有轻度的呛咳和食欲下降,但是呕吐缓解、一周左右出现1次,体重也增加了,未增加其他不适。手术后约一年半有进食阻塞感,实施了内镜检查。可见胃内存在疑似嵌在食管上的食物块,但没有明

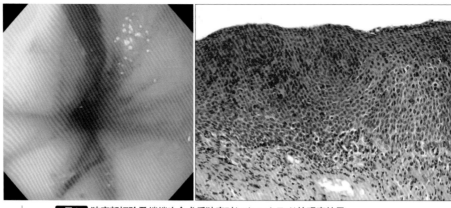

图4 狭窄部切除及端端吻合术后狭窄时(2岁10个月时)的观察结果

a EGD 意见。手术前轻度狭窄。

b 术后狭窄时食管活检组织像。食管多层扁平上皮可见基底细胞明显增生,上皮内发现超过 150个/70HPF的明显嗜酸性粒细胞浸润。病理诊断是高度嗜酸性粒细胞浸润的食管炎。

显的食管吻合部狭窄,不需要特别的处置。之后,虽然中止了雷贝拉唑,但症状并未复发。

讨论

日本儿童先天性EoE报告少[2],在本中心也一样。但是,本中心有很多与先天性食管封闭、狭窄术后相关的食管嗜酸性粒细胞增多病例[4]。其频率虽然尚不明确,但考虑到食管封闭发病率是每3000~5000个新生儿中就有1个[5],因此其发病率也有可能是比较高的。诱发因素中,一是所伴随的胃食管反流。在EoE确诊时的研究中,胃食管反流的食管嗜酸性粒细胞数是7个/HPF(high power field)左右,比EoE的诊断标准少[6]。但是,在那之后,随着胃食管反流,食管嗜酸性粒细胞增多的概念也出现了[7]。由于先天性食管封闭、狭窄术后胃食管反流率高,因此认为本病例人群中食管嗜酸性粒细胞增多的原因也有可能受到胃食管反流的影响。另外,笔者[4]以前的研究中,有这些病例很多都有合并过敏疾病,考虑到过敏因素对食管嗜酸性粒细胞增多的影响,但并不是容易引起EoE的食物抗原引起的食物过敏增多,而是合并的过敏性疾病。由于患者多种且不一定是重症的过敏症状,所以认为过敏疾病的合并并不是这个患者

人群食管嗜酸性粒细胞增多的主要原因。

此外,还应考虑到在消化管内事物停滞的情况下引起嗜酸性粒细胞性炎症的可能性。消化管部位不同嗜酸性炎症,有报告显示与Hirschsprung病肠炎的嗜酸性粒细胞浸润[8]和Hirschsprung病有关的嗜酸性粒细胞性肠胃炎[9]。虽然机制不明,但也有可能在食管上形成类似的病态。更有趣的是,在笔者的报告病例中,虽然验证的病例数量很少,但是通过使用质子泵抑制剂(proton pump inhibitor, PPI),食管嗜酸性粒细胞增多明显改善,可以认为是与PPI-REE(PPI-responsive esoph-ageal eosinophilia)[7, 10]类似的病态[4]。从这次病例中得到了食管嗜酸性粒细胞增多的机制研究的重要信息。一是狭窄部切除、吻合术时的病理组织学的见解。先天性食管狭窄在摄取固体物的时期,发现了呕吐和食物的嵌合,进而导致体重增加不良[11]。本病例也有出生后6个月开始摄入固体物时的呕吐和随后的体重增加不良,这与既往文献相符合。先天性食管狭窄距离诊断有两年之久。手术时的切除组织检查,虽然不是食管上皮内中心,但有明确的嗜酸性粒细胞浸润。这可能是由于狭窄、食物通过不良以及各种迷走的组织结构的影响,导致了嗜酸性粒细胞浸润的可能性。但是,术后狭窄时嗜酸球浸润程度较高,说明可能

受各种手术侵袭和术后胃食管反流的影响，进一步诱导嗜酸性粒细胞浸润。

另外，关于PPI的效果，虽然在PPI给药后没有确认病理组织学变化，但之后症状也有所改善，在几年的观察范围内几乎没有降低生活质量（QOL，quality of life），因此认为PPI治疗在本病例中也起到了作用。

结语

虽然日本还很少有儿童的一过性EoE的经验，但如本病例所示，也有与先天性食管狭窄和闭锁术后相关的食管嗜酸性粒细胞增多等其他疾病相关联的情况。由于以嗜酸性粒细胞为目标的治疗也有望显著改善症状，因此在儿童出现食管功能不全的症状时，考虑到嗜酸性粒细胞浸润的可能性，进行仔细检查是很重要的。

参考文献

[1] Mansoor E, Cooper GS. The 2010–2015 Prevalence of eosinophilic esophagitis in the USA : a population-based study. Dig Dis Sci 61 : 2928–2934, 2016

[2] 海老澤元宏, 伊藤浩明, 藤澤隆夫(監), 日本小児アレルギー学会食物アレルギー委員会(編). 第12章 消化管アレルギーとその疾患. 食物アレルギー診療ガイドライン2016. 協和企画, pp 156-165, 2016

[3] Jensen ET, Kappelman MD, Kim HP, et al. Early life exposures as risk factors for pediatric eosinophilic esophagitis. J Pediatr Gastroenterol Nutr 57 : 67–71, 2013

[4] Yamada Y, Nishi A, Kato M, et al. Esophagitis with eosinophil infiltration associated with congenital esophageal atresia and stenosis. Int Arch Allergy Immunol 161(Suppl 2) : 159–163, 2013

[5] 中島秀, 福本弘, 矢本真, 他. 当院における先天性食管狭窄症の臨床的検討. 日小外会誌 53:56-62, 2017

[6] Ruchelli E, Wenner W, Voytek T, et al. Severity of esophageal eosinophilia predicts response to conventional gastroesophageal reflux therapy. Pediatr Dev Pathol 2 : 15–18, 1999

[7] Dellon ES, Gonsalves N, Hirano I, et al. ACG clinical guideline : Evidenced based approach to the diagnosis and management of esophageal eosinophilia and eosinophilic esophagitis (EoE). Am J Gastroenterol 108 : 679–692 ; quiz 93, 2013

[8] Pacilli M, Eaton S, Clarke A, et al. Clinical significance of eosinophilia and chronic inflammatory infiltrate in children's rectal biopsies. J Pediatr Gastroenterol Nutr 55 : 519–522, 2012

[9] Leechawengwongs E, Tison BE, Gopalakrishna GS, et al. Does short bowel syndrome increase the risk of food allergy and eosinophilic gastrointestinal disease? Observations in Shah-Waardenburg syndrome. J Allergy Clin Immunol 131 : 251–255, 2013

[10] Molina-Infante J, Bredenoord AJ, Cheng E, et al. Proton pump inhibitor-responsive oesophageal eosinophilia : an entity challenging current diagnostic criteria for eosinophilic oesophagitis. Gut 65 : 524–531, 2016

[11] Kim SH, Kim HY, Jung SE, et al. Clinical study of congenital esophageal stenosis : comparison according to association of esophageal atresia and tracheoesophageal fistula. Pediatr Gastroenterol Hepatol Nutr 20 : 79–86, 2017

Summary

Secondary Eosinophilic Esophagitis Associated with Congenital Esophageal Stenosis and its Postoperative Anastomotic Stricture, Report of a Case

Yoshiyuki Yamada[1], Akira Nishi[2]

Till date, there have been only few reports on primary EoE (eosinophilic esophagitis) in Japanese children. However, we experienced EoE secondary to other disorders, especially anastomotic stricture after esophageal atresia and/or stenosis repair. Elucidating the pathogenesis of secondary EoE may provide clues about the underlying cause of primary EoE. Here we report the case of a patient with EoE associated with congenital esophageal stenosis and its postoperative anastomotic stricture and review secondary EoE related to congenital esophageal abnormalities.

[1] Division of Allergy and Immunology, Gunma Children's Medical Center, Shibukawa, Japan

[2] Division of Surgery, Gunma Children's Medical Center, Shibukawa, Japan

Crohn病合并嗜酸性粒细胞性食管炎1例

宫冈 洋一[1]

古谷 聪史

塚野 航介[2]

小川 沙耶香

山之内 智志

楠 龙策

藤代 浩史[1]

高下 成明[2]

大沼 秀行[3]

木下 芳一[4]

摘要●患者20多岁,男性。18岁时被诊断为小肠型Crohn病,但自己中断了治疗。在200X年Crohn病复发住院时的上消化管内镜检查(EGD)中,在中部食管中心发现了白斑附着和发红的纵行沟,经过活检,在扁平上皮层内发现了高倍视野内约30个嗜酸性粒细胞浸润。由于无症状,作为嗜酸性粒细胞性食管炎可疑病例,在Crohn病治疗并缓解后使用要素成分营养食品维持。约4个月后出现了食物阻塞感、胸闷症状,依靠再次重新检查的EGD发现以及活检结果,确诊为嗜酸性粒细胞性食管炎。随后开始了富士康丙酸酯的吞咽疗法,症状得到改善,嗜酸性粒细胞浸润也消失了。

关键词　嗜酸性粒细胞性食管炎　Crohn病　纵行沟　白斑

[1] 岛根县立中央医院内镜科　〒693-8555出云市姬原4丁目1-1
　　E-mail：miyaoka@spch.izumo.shimane.jp
[2] 同　消化科
[3] 同　病理组织诊断科
[4] 岛根大学医学部内科学第二讲座

前言

　　嗜酸性粒细胞性食管炎(eosinophilic esophagitis, EoE)是一种仅在食管黏膜上皮层内大量浸润的嗜酸性粒细胞引起慢性炎症的疾病,可带来吞咽障碍和食物阻塞感等的症状,内镜可典型性地出现白斑、纵行沟、轮状沟等特征表现[1]。另一方面,Crohn病(Crohn disease, CD)是一种以非连续性分布的全层性肉芽瘤性炎症和穿孔为特征的消化管的慢性炎症性疾病。本文介绍了合并CD的EoE的病例。

病例

　　患者:20多岁,男性。主诉:腹泻,腹痛。

　　既往经历:没有过过敏性疾病。

　　家庭经历:无特别事项。

　　现病史:18岁时被诊断为小肠型CD,但治疗2年后自行中断治疗。9年后的200X年11月中旬,1天10次腹泻,腹痛,因此到本院就诊。怀疑为CD恶化,入院。住院时的疾病活动指数CDAI(CD activity index)为150。没有发现吞咽障碍、胸部阻塞感、胸闷等症状。

　　住院时查体:身高165cm,体重58.0kg,体温36.9℃,胸部未见异常,腹部平坦,柔软,小腹轻

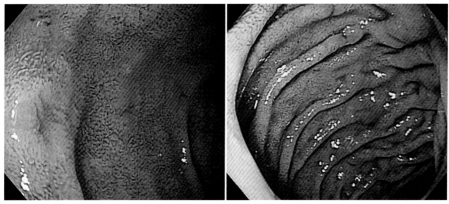

a | b

图1 18岁时(CD诊断时)的EGD观察结果。从上十二指肠角(a)到下行部(b)纵行,发现了有凹槽状外观的糜烂

〔宫冈洋一,等.Crohn病合并的嗜酸性粒细胞性食管炎的1例.Gastrenterol Endosc57:128-133,2015转载〕

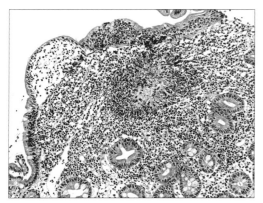

图2 十二指肠活检所见。十二指肠糜烂部活检发现非干酪性上皮细胞肉芽瘤。

〔宫冈洋一,等.Crohn病合并的嗜酸性粒细胞性食管炎的1例.Gastroenterol Endosc 57:128-133, 2015转载〕

度压痛。

住院时血液检查:白血球1000/μl、轻度上升,但嗜酸性粒细胞没有增加,CRP,血沉,总IgE也在正常范围内。

18岁时(CD诊断时)的上消化管内镜所见从十二指肠角纵贯到下行部,确认了有陷波状外观的糜烂(图1)。

从病理组织学的观察同部位的活检中发现非干酪性上皮细胞肉芽瘤(图2),故诊断为CD。另外,同时期的食管没有发现异常。

此次住院时为了筛查体检而实施的EGD检查,可见在中部食管中心发现了白斑、发红的纵行沟,在NBI(narrow band imaging)中也是同样的表现(图3a~c)。诊断为反流性食管炎并按洛杉矶分类分为Grade N(图3d)。胃里没有发现竹节状改变、十二指肠发现了纵行倾向的发红黏膜。

根据病理组织学的观察,食管的扁平上皮层内从内腔侧到基底层侧可见1个高倍视野内约有30个嗜酸性粒细胞浸润(图4),应怀疑EoE。胃十二指肠活检发现黏膜内没有异常的嗜酸性粒细胞浸润,但十二指肠发现非干酪性上皮细胞肉芽瘤,这与CD的表现并无矛盾。

其他所见,下体消化管内镜检查显示,从回肠末端到结肠内未发现活动性CD的表现,在活检中也未发现炎症所见和嗜酸性粒细胞浸润的增加。小肠X线造影检查也没有发现明显的纵行溃疡和瘘孔。胸腹部增强CT没有发现食管壁、肠管壁的肥厚和瘘孔。

根据以上临床经过,首先对CD,用美沙拉秦(Mesalazine,メサラジン)内服和要素成分营养疗法开始治疗。参照EoE的诊断指南也作了问诊,食管没有EoE引起的自觉症状。大约4个月后,CDAI在30岁时处于缓解状态,由于出现了食物堵塞感、胸闷症状,再次进行了EGD检查。

住院4个月后的EGD可见食管的白斑消失了,

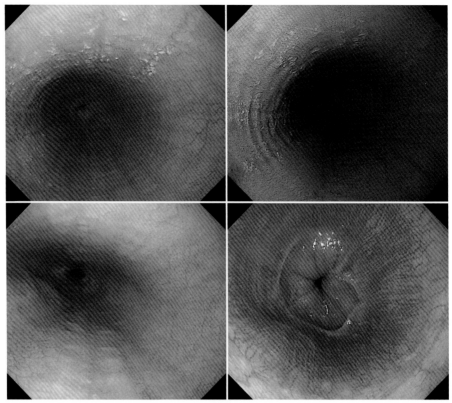

a	b
c	d

图3 住院时(200X年11月)的EGD表现。

在中部食管中心发现白斑附着(a),发现了发红的纵行沟(a,c)。在NBI中纵行沟很明显,但IPCL没有发现异常(b)。反流性食管炎被诊断为洛杉矶分类Grade N(d)

〔宫冈洋一, 等.Crohn病合并的嗜酸性粒细胞性食管炎的1例.Gastrenterol Endosc57:128-133,2015转载〕

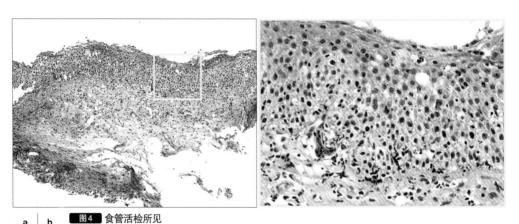

a	b

图4 食管活检所见

b是a中黄色框部的放大像。扁平上皮内高倍视野下,从内腔侧浸润到基底层侧,1视野内约30个嗜酸性粒细胞浸润

〔宫冈洋一, 等.Crohn病合并的嗜酸性粒细胞性食管炎的1例.Gastrenterol Endosc57:128-133,2015转载〕

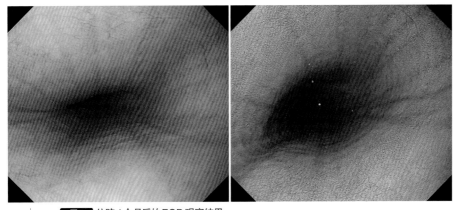

图5 住院4个月后的EGD观察结果
白斑消失了,但是红色的纵横沟还残留着(a)。NBI也是同样的表现(b)。

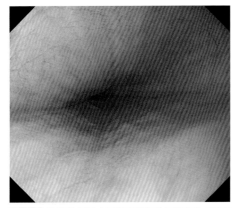

图6 抗炎性副肾皮质激素类药物吞咽疗法8周后的EGD观察,略有发红的纵行沟残留,但比上次更加模糊了

还留有发红色调的纵行沟(图5),活检也发现和上次一样异常的嗜酸性粒细胞浸润。另外,没有发现反流性食管炎恶化。

本次,笔者参照EoE的诊断指南,诊断为EoE,进行了抗炎性副肾皮质激素类药物吸入剂的吞咽疗法。开始治疗后2周左右食物阻塞感,胸闷症状消失了。在开始用药8周后的EGD观察显示,食管上还存在轻微的发红纵行沟(图6),但由于在活检中未发现嗜酸性粒细胞浸润(图7),因此目前停止用药。以后的大约4年,EoE症状不再复发,CD也正在宽解维持中。

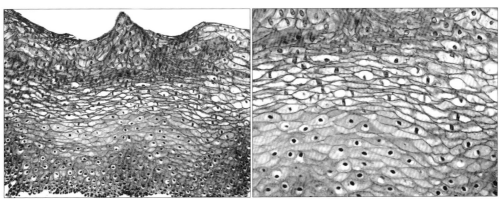

图7 治疗后食管活检所见,b是a的放大像,扁平上皮内未发现嗜酸性粒细胞浸润

〔宫冈洋一,等.Crohn病合并的嗜酸性粒细胞性食管炎的1例.Gastrenterol Endosc57:128–133,2015转载〕

讨论

EoE呈现吞咽障碍、食物阻塞感、胸灼痛等症状，是食管上皮层中大量嗜酸性粒细胞浸润导致慢性持续的过敏性疾病，考虑Th2免疫反应异常亢进是其主要的机制[1]。外来抗原，主要是由于对食物的Th2相关过敏反应，以黏膜上皮内和固有层为中心浸润嗜酸性粒细胞，引发食物运动和知觉异常而产生的疾病。树突状细胞识别出过敏原并诱导Th2型反应，Th2细胞产生IL-5和IL-13。另一方面，由上皮产生的TSLP（thymic stromal lymphopotin）在赋活Th2型应答的同时，还促进来自肥大细胞的IL-5和树突状细胞的IL-15的生产。另外，IL-13和IL-15被认为可以增强来自上皮细胞的eotaxin3的产生，强力诱导嗜酸性粒细胞向上皮或固有层内浸润[2]。本病日本自Furuta等[3]报告以来，发病呈增加趋势[4]，还制定了日本的EoE的诊断指南。

在EoE的内镜观察中，可以看到纵行沟、白斑、白色渗出物、轮状沟、crype paper mucosa（白浊、浮肿状、脆弱且粗糙的黏膜）、食管狭窄、狭窄化等。特别是纵行沟出现频率最高，被认为是比较有特征的地方，其为沿着食管长轴看的浅黏膜的裂缝状的沟，大多存在2条发红沟纵行，嗜酸性粒细胞的集落在纵鳍之间的谷的部分较多[5]。另外，白色渗出物在病理组织学上对应嗜酸性小脓肿（eosinophilic microabscess）形成。确认这些内镜所见，从同部位进行活检对EoE的诊断来说很重要。

但是，内镜检查的灵敏度不充分，Müller等[6]的研究者中提到，内镜未发现异常的病例占25%~30%，并阐述了活检诊断的重要性。

最近，Shimura等[7]在怀疑有EoE的症状的日本患者中，与EoE的内镜所见一致的患者有23.3%诊断出EoE，但从没有这种内镜观察的患者那里得到了很有意思的报告，只诊断出0.34%的EoE。虽然欧美和日本有所不同，但通过内镜检查确实发现怀疑EoE的内镜下表现是其诊断的捷径。另外，嗜酸性粒细胞的浸润也有EoE的特征，平桥等[8]报告说，EoE浸润的嗜酸性粒细胞在上皮表层优势上形成了相对斑状或聚巢。本病例也在内镜上发现了纵行沟和白斑，通过同部位的活检也发现了斑状嗜酸性粒细胞浸润，结合症状诊断为EoE。CD是年轻人好发的原因不明的慢性炎症性肠疾病，据说主要是与Th1和Th17有关的疾病。CD合并食管病变的频率为0.2%~15%，多为小肠、大肠型和大肠型。好发部位从中部到下部食管，有纵行溃疡、敷石像，从大范围认可的不整形到类圆形溃疡或疮，有明显的纵行倾向，和其他部位的消化管类似的发现较多[9]，呈现如本病例所示的白斑和发红的纵行沟的病例尚无报告。CD也有在食管黏膜上发现嗜酸性粒细胞浸润的情况，但是不表现为像EoE那样的高度浸润，所以考虑这次食管病变是由EoE引起的。

本病例是EoE在CD中合并发生时极为罕见的病例。CD主要涉及的是Th1和Th17，EoE是Th2参与病态，一般认为Th1免疫系统和Th2免疫系统有相反的关系，Th1细胞因子是Th2细胞因子的诱因，Th2细胞因子是通过抑制Th1细胞因子来保持免疫系统平衡的[10]。这次，在CD再次复发、其活动性高的时期，内镜检查和病理组织学的表现中发现了与EoE一致的异常图像，但没有认为是由食管病变引起的自觉症状。然而，在CD的症状缓解后，EoE的内镜所见虽然变得很轻微，但在病理组织学上依然残留着明显的嗜酸性粒细胞浸润，患者出现了EoE引起的自觉症状，由此暗示EoE的病势可能相对变强。另外，这次住院时CD的复发症状也比较轻微，EoE的Th2免疫系统有可能抑制了通常的Th1免疫系统。

在PubMed上搜索"eosinophilic esophagitis, Crohn's disease（检索期间2004—2016年的13年间）"，发现这两种疾病的合并案例仅2例[11, 12]，两种疾病都是在一方缓解后另一方发病，本病例也相同。但是，在CD中，根据IL-5的黏膜内表现，嗜酸性粒细胞被活性化，导致黏膜损伤和纤维母细胞的增生，有报告显示，同样的机制下，在EoE中有纤维化形成倾向。不仅在两种疾病同时出现有相互克制病势的情况，同时也可能发生增量。今后，医生们也需要一边考虑各种症状和免疫平衡、一边进行观察和治疗。

结语

本文报告了合并CD的EoE的一个病例。笔者认为有必要把握每个内镜所见和病理组织学的见解，决定恰当的诊断和治疗。

参考文献

[1] 木下芳一, 石原俊治, 天野祐二, 他. 好酸球性食管炎の诊断と治療. Gastroenterol Endosc 53:3–15, 2011
[2] 石原俊治, 木下芳一. Helicobacter pylori感染陰性時代の消化管疾患—好酸球性消化管疾患. 日内会誌 106:58–63, 2017
[3] Furuta K, Adachi K, Kowari K, et al. A Japanese case of eosinophilic esophagitis. J Gastroenterol 41:706–710, 2006
[4] Fujishiro H, Amano Y, Kushiyama Y, et al. Eosinophilic esophagitis investigated by upper gastrointestinal endoscopy in Japanese patients. J Gastroenterol 46:1142–1144, 2011
[5] 丸山保彦. 縦走溝. 胃と腸 52:562, 2017
[6] Müller S, Pühl S, Vieth M, et al. Analysis of symptoms and endoscopic findings in 117 patients with histological diagnoses of eosinophilic esophagitis. Endoscopy 39:339–344, 2007
[7] Shimura S, Ishimura N, Tanimura T, et al. Reliability of symptoms and endoscopic findings for diagnosis of esophageal eosinophilia in a Japanese population. Digestion 90:49–57, 2014
[8] 平橋美奈子, 小林広幸, 恒吉正澄, 他. 好酸球性消化管疾患の概念—好酸球性消化管疾患の病理. 胃と腸 48:1859–1871, 2013
[9] 平井郁仁, 岸昌廣, 佐藤祐邦, 他. Crohn病の食管病変—その合併頻度, 臨床像, 内視鏡所見について. 胃と腸 46:1233–1245, 2011
[10] Furuta K, Adachi K, Aimi M, et al. Case–control study of association of eosinophilic gastrointestinal disorders with Helicobacter pylori infection in Japan. J Clin Biochem Nutr 53:60–62, 2013
[11] Mulder DJ, Hookey LC, Hurlbut DJ, et al. Impact of crohn disease on eosinophilic esophagitis: evidence for an altered TH1–TH2 immune response. J Pediatr Gastroenterol Nutr 53:213–215, 2011
[12] Suttor VP, Chow C, Turner I. Eosinophilic esophagitis with Crohn's disease: a new association or overlapping immune-mediated enteropathy? Am J Gastroenterol 104:794–795, 2009

Summary

Eosinophilic Esophagitis Complicated with Crohn's Disease, Report of a Case

Youichi Miyaoka[1], Satoshi Kotani,
Kousuke Tsukano[2], Sayaka Ogawa,
Satoshi Yamanouchi, Ryusaku Kusunoki,
Hirofumi Fujishiro[1], Naruaki Kohge[2],
Hideyuki Onuma[3], Yoshikazu Kinoshita[4]

A 29-year-old man, diagnosed with CD(Crohn's disease) at the age of 18 years, was referred to our department because of the relapse of CD. Upper gastrointestinal endoscopy revealed esophageal white stipple–like exudates and red linear furrows, and the pathological examination of biopsy specimens revealed eosinophil infiltration, with approximately 30 eosinophils per high–power field. EoE(eosinophilic esophagitis) was suspected; however, the treatment of only CD was initiated because the patient was asymptomatic for EoE, with no dysphagia, food impaction, or heartburn. After the remission of CD, food impaction and heartburn developed without any changes in the endoscopic and pathological findings and the diagnosis of EoE was confirmed. The patient received swallowed fluticasone therapy for 8 weeks. The patient's symptoms immediately improved, and the endoscopic and histological findings improved as well.

[1] Department of Endoscopy, Shimane Prefecture Central Hospital, Izumo, Japan
[2] Department of Gastroenterology, Shimane Prefecture Central Hospital, Izumo, Japan
[3] Department of Pathology, Shimane Prefectural Central Hospital, Izumo, Japan
[4] Department of Internal Medicine II, Shimane University School of Medicine, Izumo, Japan

早期胃癌研究会病例

胃原发滤泡性淋巴瘤1例

阿部 洋文 [1]　　梅垣 英次　　横崎 宏 [2]

挥原 正直 [3]　　藤尾 誓 [4]　　迫 智也 [1]

贺来 英俊　　　阪口 博哉　　有吉 隆佑

小原 佳子　　　河原 史明　　田中 心和

石田 司　　　　森田 圭纪　　丰永 高史

早期胃癌研究会病例（第56回「胃肠」大会）
[1] 神户大学医学部附属医院消化内科
　　〒650-0017 神户市中央区楠町7丁目5-2
　　E-mail : abe627@med.kobe-u.ac.jp
[2] 同　病理学分部
[3] 同　放射部
[4] 藤尾医院

摘要●患者40多岁，男性。在检查胃X线检查中发现异常，附近医院就诊，在上部消化管内镜检查（EGD）中发现胃部多发的隆起性病变，为行进一步诊治转来笔者所在医院。在EGD中，发现挂在胃穹部20mm大，胃体上部大弯头15mm大，5mm大的黏膜下肿瘤样隆起，经过活检，病变均被诊断为滤泡性淋巴瘤。超声波内镜检查发现了反映滤泡结构的小圆形低回声。在FDG-PET中，由于仅在胃穹挂部病变中发现异常集成，因此有恶性转变的可能性，针对该病变实施了内镜的黏膜下层剥落术（ESD）。ESD切除标本的病理组织诊断未发现恶性转化。

■关键词　　胃滤泡性淋巴瘤　黏膜下肿瘤　内镜的黏膜下层剥离术　FDG-PET

前言

消化管原发性滤泡性淋巴瘤（follicular lymphoma, FL）的发病不到消化管原发性恶性淋巴瘤的10%[1]，但其中大部分多原发于十二指肠，伴随胃部病变的仅为消化管原发性FL的1%~3%[2, 3]。笔者在胃内的3处地方发现黏膜下肿瘤（submucosal tumor, SMT）样隆起，通过内镜下活检，诊断出病变都是FL，但仅1病变通过FDG-PET（floodeoxyglucose-positron emission tomography）确认存在异常集成，因此笔者根据内镜黏膜下层剥离术实施全活检（total biopsy）的病例进行报道。

病例

患者：40多岁，男性。

主诉：体检时胃X线检查发现异常。

现病史：胃部X线检查时发现异常而就医。上消化管内镜检查发现胃部异常，H.pylori感染慢性胃炎，经H.pylori除菌治疗后，随访观察。附近医院就诊6个月后，为进一步明确诊治来笔者所在医院就诊。

既往经历：附近医院就诊时接受H.pylori除

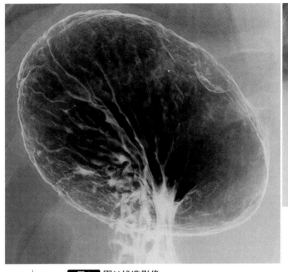
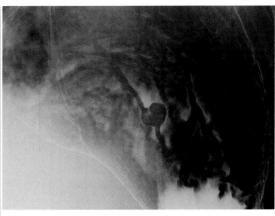

图1 胃X线造影像
a 腹卧位半立双重造影像。发现胃底部20mm大的病变。
b 左前斜位半立位双重造影像。胃体上部大弯曲15mm大的病变。

菌治疗，两个月后确认了除菌治疗成功。

身体检查所见：身高168.7cm。体重83.6kg。血压134/84mmHg。脉搏84/min，律整。体温36.8℃。眼球结膜无黄疸。眼睑结膜无贫血。未触及颈部、腋下淋巴结。心音、呼吸音无异常。腹部平坦，软，无压痛。未触及肝脾肿大。未触及肿大淋巴结。双下肢大腿浮肿。

临床检查：血液生化检查未见明显异常。未见包括可溶性干扰素2受体（soluble IL-2 receptor, sIL-2R）为首的特异性检查的异常发现。

胃X线造影所见：胃底部20mm大（图1a）、胃体上部弯曲15mm大（图1b）的上升缓慢的隆起性病变。15mm大的病变伴随着桥接（bridging fold），两个病变的顶部稍稍凹陷。

EGD所见：胃底部发现了20mm大（图2a）、胃体上部弯曲15mm大（图2b）的上升缓慢的背景黏膜和同色调的SMT样隆起。胃体上部弯曲还发现了5mm的小SMT（图2c）。十二指肠未发现异常。在NBI（narrow band imaging）放大观察中未见异型血管，发现类圆形的腺窝，被正常的胃底部腺黏膜覆盖（图2d）。

超声内镜（endoscopic ultrasonography, EUS）在所见的第二层到第三层之间发现边界模糊的低回波区域，第三层散在小圆形滤泡状的低回声。

病理组织学的所见：内镜下活检从3病变开始实施，HE染色像中无论哪个活检组织都可见黏膜固有层中小型的异型淋巴细胞的密集分布，呈现出滤泡状结构（图4）。没有发现MALT淋巴瘤中可见的LEL。在免疫染色方面，淋巴滤泡为CD20阳性、Bcl-2阳性、CD10阳性、CD5阴性，诊断为FL（Grade2）。

大肠内镜所见：从回肠末端到全结肠均没有发现异常。

胶囊小肠内镜所见：全小肠没有发现异常。未发现骨髓所见异型淋巴细胞。

FDG-PET所见：未发现胃周围的淋巴结和远处脏器异常聚集，仅在胃底部才发现SUV（standardized uptake value）max6.4异常集成（图5）。

关于胃原发性FL，按照Lugano国际会议分类诊断为Stage I，因只有胃底部病变的恶性病变。为明确大细胞型B细胞淋巴瘤（diffuse large B-cell lymphoma, DLBCL）的转换的评价目的，实施了针对胃底部病变的ESD。ESD可以完整地全部切除。ESD切除标本的显微镜图像（图6）中几乎没有发现

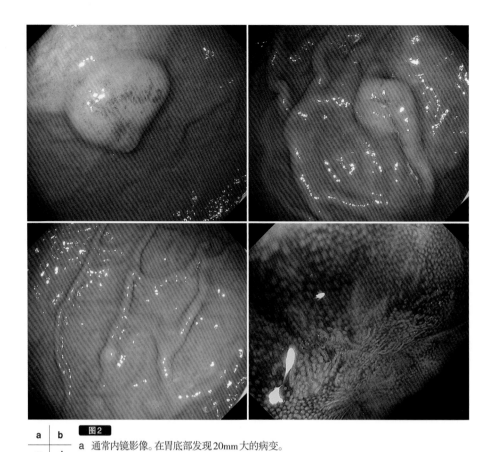

图2

a	b
c	d

a 通常内镜影像。在胃底部发现20mm大的病变。

b 通常内镜像。胃体上部大弯曲发现15mm大的病变。

c 通常内镜像。胃体上部大弯曲发现5mm大的病变。

d NBI放大内镜像。胃底部病变。发现类圆形的腺窝，覆盖有正常的胃底腺黏膜，未见异型血管。

浸润到黏膜层的肿瘤细胞(**图6a**)，发现以黏膜下层为主体由小型异型淋巴细胞构成的不整的滤泡状结构(**图6b**)。在免疫染色方面，淋巴细胞的CD 20阳性(**图6c**)，较多的缺乏异型的小型淋巴球CD3呈阳性(**图6d**)，滤泡中心为Bcl-2阳性(**图6e**)，CD10为阳性(**图6f**)，CD10对于滤泡外和黏膜固有层的淋巴球也呈阳性。滤泡中心的Ki-77标识率为10%(**图6g**)，被诊断为FL(Grade2)。未发现向DLBCL的转变。

根据患者的要求，不进行外科切除、放疗、化法等追加治疗，而进行观察治疗(watch and wait)，不过，ESD后6个月的阶段未见残留病变的增加和新病变的出现。

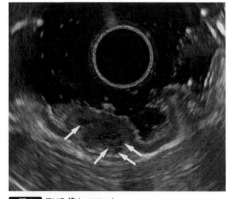

图3 EUS像(10MHz)

胃底部病变。在第2~3层发现边界不明的低回声区域，在第3层散在小圆形的滤泡状的低回声(黄箭头)。

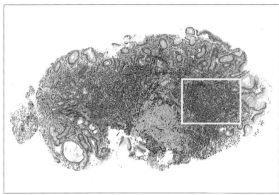
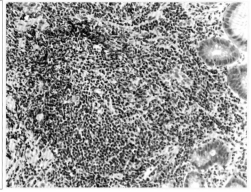

a | b **图4** 胃底部病变的活检标本病理组织学的观点(HE染色组织影像, a: ×40, b: ×100), 在黏膜固有层中发现小型异型淋巴细胞的密集分布, 呈滤泡结构

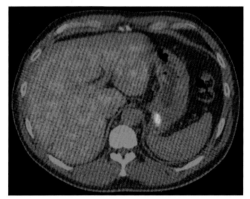

图5 FDG-PET影像, 胃底部病变上发现FDG的异常集成

讨论

据报告称FL是非Hodgkin淋巴瘤中发病频率最高的疾病之一, 占全体的22%[4]。另一方面, 消化管原发性FL在消化管原发性恶性淋巴瘤的10%以下[1], 其中大部分在十二指肠下行部发病, 有胃病变的病例在消化管原发性FL中占1%~3%左右[2, 3]。

关于内镜所见, 十二指肠原发性FL的表层型0, 隆起型27%, 溃疡型7%, 樱桃型0, MLP型67%, 其中白色颗粒状隆起型MLP型的发病频度最高[1]。另一方面, 从胃原发FL的日本报告26例的总结(表1)[1, 5-12]中, 也有胃原发性FL的表层型2例(8%),

隆起型16例(62%), 溃疡型4例(15%), 樱桃型4例(15%), MLP型0例(0), 以SMT形式以隆起型为主。十二指肠的主要原因是在表层附近形成淋巴瘤细胞的滤泡, 而在胃中, 有报告称在深层形成淋巴瘤细胞的滤泡[11]。另外, 关于合并其他消化管病变的状况, 与十二指肠原发性FL中合并空肠、回肠病变的情况比较多, 胃原发性FL在其他消化管中很少有病变[1]。在NBI放大观察中发现分岔的异型血管, 对FL的发现和范围诊断有用的[10], 但是推测与分支的异型血管呈现的MALT淋巴瘤[13]等其他恶性淋巴瘤的鉴别很难。EUS可见以黏膜下层为主体的低回声肿瘤, 可见格子状结构的[9], EUS发现可反映淋巴滤泡结构。

本病例在胃病变呈SMT形式, 既往文献[7-9, 11, 12]中报告较多。病变局限于胃, 其他消化管没有发现病变。虽然在NBI放大观察中没有发现分支的异型血管, 但是ESD切除标本的病理诊断中肿瘤的大部分也局限于黏膜下层, 几乎没有发现肿瘤细胞暴露在黏膜层上。EUS在第2～3层发现了边界不明的低回声区域, 在小圆形的滤泡状的低回声中随处可见, 虽然没有既往报道[9]表述的那样的格子状结构, 但反映了淋巴滤泡结构的低回声肿瘤。胃FL的鉴别疾病多呈SMT形式, 除GIST(gastrointestinal stromal tumor)、肾上腺肿瘤、平滑肌瘤、囊肿等SMT外, 还有SMT形式的胃癌、呈现SMT形式的MALT淋巴瘤、DLBCL等其他恶性淋巴瘤。其中其他恶性淋巴瘤被认为是必须的鉴别疾病, FL黏膜缺乏变

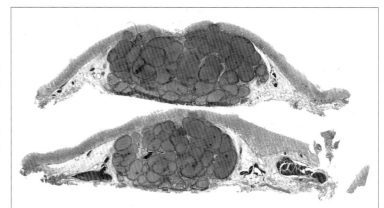

图6 ESD切除标本病理组织学的见解

a HE染色放大镜图像。几乎没有发现浸润到黏膜层的肿瘤细胞,黏膜下层主体存在不整的滤泡构造。

b HE染色后放大像(×40)。

c~g 免疫染色影像。CD20阳性(c),CD3是缺乏背景异型的小型淋巴球的阳性(d),Bcl-2阳性(e),CD10阳性(f)。

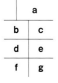

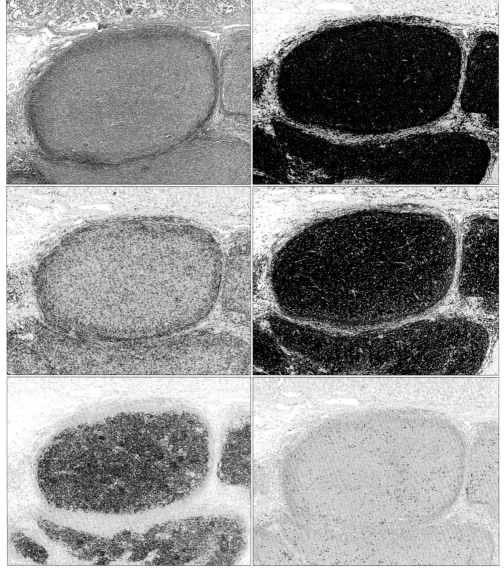

表1 胃原发性FL的日本报告26例的总结

年份	作者	病例数	年龄	性别	部位	肉眼型*	多发性	其他部位病变	浸润深度	治疗
1976	富野等[5]	1	61	M	UM	隆起	多发	无	MP以深	手术
2003	Kanda等[6]	1	57	F	M	隆起	多发	无	MP以深	手术
2006	志村等[7]	1	74	M	M	隆起(SMT样)	单发	胃周围淋巴结	SM	手术
2008	中村等[1]	17	59.1	M：9例 F：8例	—	隆起：8例 溃疡：4例 糜烂：4例 表层：1例 MLP：0例	—	回肠：1例	SM：2例 MP以及更深：15例	手术：9例 手术+chemo：7例 chemo：1例
2012	木村等[8]	1	60	F	M	隆起(SMT样)	多发	无	SM	手术
2012	Norimura等[9]	1	69	F	M	隆起(SMT样)	单发	无	SM	—
2014	竹中等[11]	1	65	F	M	隆起(SMT样)	单发	骨髓	SM	chemo
2016	Iwamuro等[10]	1	73	M	M	表层	单发	脾 胃周围淋巴结	MP以及更深	手术
2016	贝濑[12]	1	65	F	UM	隆起(SMT样)	多发	无	SM	—
2017	笔者病例	1	46	M	UM	隆起(SMT样)	多发	无	SM	watch and wait

一：不明，M：男性，F：女性，chemo：化学疗法。
*：文献[1]的分类标准。

化，缺乏凹陷、溃疡形成等被认为是与MALT淋巴瘤、DLBCL的鉴别点[12]。本病例中肿瘤多发，未呈黄色，黏膜未见明显变化，未见凹陷、溃疡形成，可以列举来区别胃FL的鉴别疾病。

消化管原发性FL和节点性FL一样，通常都会经过缓慢的过程。但是，FL一般在病情恶化时会有治疗抵抗性[14]和存在向DLBCL转变的病例[15]，需要注意。另外，有报告[16]称FDG-PET在识别侵袭性淋巴瘤(aggressive lymphoma)和惰性淋巴瘤(indolent lymphoma)方面是有用的。

在本病例中，仅在胃底部病变中发现FDG异常聚集，因此怀疑其类型转变，对该病变实施ESD，但未发现转变。由于使用FDG-PET的病期诊断报告显示异常聚集为假阳性，成为过度诊断(over diagnosis)[17]，因此从本病例也可以理解，即使发现FDG异常聚集也不能一概而论地说转变成了侵袭性淋巴瘤。

关于FL的治疗，从一般在症状和观察结果加重之前，从无治疗观察的watch and wait，到组合了多剂的化学疗法等都有，现在还没有确立标准的治疗。对于胃原发FL的治疗方针也没有统一的见解，但从进行外科切除的病例的完全缓解率高[1]来看，在局部治疗中有可能出现良好的预后，即使深度停留在SM的小病变，也有可能转移到局部的淋巴结和骨髓，因为已有先例(**表1**)[1, 5-12]报道，ESD不能说是根治性的治疗。另外，由于放射线治疗也可以获得良好的局部控制[18]，可以作为有用的选择。胃原发性FL的预后有报告[19]称，与包括十二指肠在内的小肠原发性FL的预后相比明显不佳。因为考虑到两者应作为不同疾病来处理，所以有必要进一步研究。

结语

笔者介绍了比较罕见的胃原发性FL。其呈现出SMT的形态，在EUS中发现了反映淋巴细胞滤泡的小圆形低回声。但是，在FDG-PET中发现异常集成，但未发现明显的侵袭转化，因此治疗方针需要进一步积累。

参考文献

[1] 中村昌太郎, 松本主之, 梁井俊一, 他. 消化管濾胞性リンパ腫の臨床的特徴—MALTリンパ腫およびDLBCLとの比較. 胃と腸 43: 1067–1079, 2008

[2] 金子靖典, 赤松泰次, 北原桂, 他. 消化管follicular lymphomaの特徴: 臨床的立場から―内視鏡を中心に. 胃と腸 43: 1059–1066, 2008

[3] 荻原真之, 堀田欣一, 小山恒男, 他. 胃病変を伴った消化管濾胞性リンパ腫の1例. Gastroenterol Endosc 53: 2006–2011, 2011

[4] The non Hodgkin's lymphoma classification project. A clinical evaluation of the international lymphoma study group classification of non-Hodgkin's lymphoma. Blood 89: 3909–3918, 1997

[5] 富野康己, 野呂崇, 吉木敬, 他. 胃多発性濾胞性リンパ腫の1例. 胃と腸 11: 475–481, 1976

[6] Kanda M, Ohshima K, Suzumiya J, et al. Follicular lymphoma of the stomach: immunohistochemical and molecular genetic studies. J Gastroenterol 38: 584–587, 2003

[7] 志村和政, 三坂亮一, 古川真依子, 他. 隆起型を呈した胃follicular lymphomaの1例. Prog Dig Endosc 69: 74–75, 2006

[8] 木村尚哉, 在原文夫, 堀道大, 他. 多発大腸癌に併存した胃follicular lymphomaの1例. 日臨外会誌 73: 49–54, 2012

[9] Norimura D, Fukuda E, Yamao T, et al. Primary gastric follicular lymphoma manifesting as a submucosal tumor-like lesion. Dig Endosc 69: 1443–1661, 2012

[10] Iwamuro M, Takata K, Kawano S, et al. Case report magnifying endoscopic features of follicular lymphoma involving the stomach: a report of two cases. Case Rep Gastrointest Med 2082698, 2016

[11] 竹中一央, 吉竹直人, 岩崎茉莉, 他. 黏膜下腫瘍樣隆起を呈した胃濾胞性リンパ腫の1例. Prog Dig Endosc 84: 98–99, 2014

[12] 貝瀬満. 胃濾胞性リンパ腫. 消内視鏡 28: 1230–1231, 2016

[13] Nonaka K, Ishikawa K, Arai S, et al. A case of gastric mucosa-associated lymphoid tissue lymphoma in which magnified endoscopy with narrow band imaging was useful in the diagnosis. World J Gastrointest Endosc 4: 151–156, 2012

[14] Aurora V, Winter JN. Current controversies in follicular lymphoma. Blood Rev 20: 179–200, 2006

[15] Alvaro Naranjo T, Jaén-Martínez J, Gumá-Padró J, et al. CD20 negative DLBCL transformation after rituximab treatment in follicular lymphoma: a new case re port and review of the literature. Ann Hematol 82: 585–588, 2003

[16] Schöder H, Noy A, Gönen M, et al. Intensity of 18 fluorodeoxyglucose uptake in positron emission tomography distinguishes between indolent and aggressive non-Hodgkin's lymphoma. J Clin Oncol 23: 4643–4651, 2005

[17] Adams HJ, Nievelstein RA, Kwee TC. Systematic review on the additional value of 18F-fluoro-2-deoxy-D-glucose positron emission tomography in staging follicular lymphoma. J Comput Assist Tomogr 41: 98–103, 2017

[18] Pugh TJ, Ballonoff A, Newman F, et al. Improved survival in patients with early stage low-grade follicular lymphoma treated with radiation a surveillance, epidemiology, and end results database analysis. Cancer 116: 3843–3851, 2010

[19] Chouhan J, Batra S, Gupta R, et al. Gastrointestinal follicular lymphoma using primary site as a predictor of survival. Cancer Med 5: 2669–2677, 2016

临床评价　赤松 泰次　长野县立信州医疗センター内镜センター

消化管原发性FL, 多见十二指肠下行部的白色颗粒状病变, 同时, 空肠和回肠也多可存在非连续病变。胃、大肠、食管中很少发现病变, 胃原发性FL比较罕见。

像FL和MALT淋巴瘤这样的低度恶性淋巴瘤一般来说, 在FDG-PET中很少发现异常聚集。因此, 正如作者所述, 在FDG-PET中发现聚集的情况下, 有必要考虑伴随着向DLBCL的形态转换的可能性。由于形态转换常常存在于病变的深层, 需要进行钻探活检、诊断EMR (endoscopic muucosal resection)/ESD, 但在本例中进行诊断性ESD, 否定了向DLBCL的转换, 这一点被认为是妥当的选择。

近年来, 小肠散在的表面型FL病例累积了一定数量, 选择 "watch and wait" 治疗方针的医学中心增加了。但是, 胃原发性FL缺乏长期经过的数据, 对于残留的胃病变化, 与小肠原发性FL采取同样的治疗方针, 是否妥当令人担忧, 需要长期慎重的经过观察。

Summary

Primary Gastric Follicular Lymphoma, Report of a Case

Hirofumi Abe[1], Eiji Umegaki,
Hiroshi Yokozaki[2], Masanao Haibara[3],
Chikau Fujio[4], Tomoya Sako[1],
Hidetoshi Kaku, Hiroya Sakaguchi,
Ryusuke Ariyoshi, Yoshiko Ohara,
Shiro Kawara, Shinwa Tanaka,
Tsukasa Ishida, Yoshiki Morita,
Takashi Toyonaga

A 46-year-old male was referred to our hospital as part of a group stomach checkup. Upper gastrointestinal radiography revealed an abnormality, and further examination was recommended. Esophagogastroduodenoscopy revealed three submucosal tumor-like lesions : 20mm in diameter in the fornix and 15 and 5mm in diameter in the greater curvature of the upper part of the stomach.

Histopathological findings of endoscopic biopsy specimens obtained from the three lesions revealed follicular lymphoma. Endoscopic ultrasonography revealed hypoechoic lesions accompanied with small follicle-like structures. We suspected that the fornix lesion has a malignant transformation because of its abnormal uptake in fluorodeoxyglucose-positron emission tomography. To conduct total biopsy for obtaining an accurate histopathological diagnosis, we performed endoscopic submucosal dissection of the fornix lesion. However, malignant transformation remained undetected in the endoscopic submucosal dissection specimen.

[1] Department of Gastroenterology, Kobe University Hospital, Kobe, Japan
[2] Department of Pathology, Kobe University Hospital, Kobe, Japan
[3] Department of Radiology, Kobe University Hospital, Kobe, Japan
[4] Fujio Clinic

早期胃癌研究会

来自2017年7月的例会

中岛 宽隆[1]　　斋藤 彰一[2]

[1] 早期胃癌检查协会附属茅场町诊所
[2] 癌研有明医院下消化道内科

2017年7月的早期胃癌研究会于7月28日(周五)在贝尔萨尔高田马场举行。会议主席由中岛宽隆(早期胃癌检查协会附属茅场町诊所)、斋藤彰一(癌研有明医院消化器中心)、伴慎一(独协医科大学越谷医院病理诊断科)担任。八尾建史(福冈大学筑紫医院内镜部：代读为长滨孝)以 "图像诊断发表的基本步骤(基础篇)：胃" 为题进行了关于 "早期胃癌研究会方式的图像展示的基本和应用" 的演讲。

〔第1例〕60多岁的女性。食管内分泌癌1例(病例提供：长冈红十字医院消化器内科，竹内学)。没有特别的主诉。患者为H.pylori(Helicobacter pylori)除菌后的定期上消化管内镜检查为契机发现的1cm多的下食管病变。影响解读由北村(市立奈良医院消化器内科)和前田(仙台厚生医院消化器内科)负责。北村在常规内镜像中，指出平缓的边缘隆起和顶部浅的发红凹陷所见，并指出特殊的组织型肿瘤在黏膜下层的增殖。前田也同意，作为鉴别疾病列举了内分泌细胞癌和腺囊肿瘤。

接着，在NBI(narrow band imaging)放大内镜像中，北村认为，隆起上升附近的血管像是非肿瘤性的，但在病变中央转移到相当于B2血管的观察处，在凹陷部怀疑肿瘤表现，但没有Type R的血管观察(图1a)。前田在NBI像中发现了扁平上皮菲薄化的区域，因此肿瘤的黏膜下进展范围比白光所见的范围宽，并且关于病变部的微血管观察，他认为黏膜肌层正上方的树枝状血管在深部增殖的肿瘤上部水平相连。小山(佐久医疗中心内镜科)认为，在NBI放大像中看到的病变表面的网络状血管是非肿瘤的上皮下毛细血管网通过肿瘤的黏膜下层增殖而变得明显的，而NBI放大像的白色块状，肿瘤成分呈食管腺样分化，并可见组织坏死(类似于胃的WGA)。

超声内镜影像中，赵(洛和会丸太町医院消化器内科)指出黏膜肌层没有明显的断裂现象，诊断肿瘤增殖停留在黏膜肌层的正上方，而不是黏膜下层。

从病例提供医院中，术前诊断为特殊型食管SM癌，得到充分的分期诊断后，报告了用ESD(endoscopic submucosal dissection)和CRT(chemoradiotherapy)进行治疗。

病理解说由渡边(PCL JAPAN)负责。病理诊断是鳞状内分泌细胞癌(squamo-endocrine cell carcinoma)，0~Ⅰs+Ⅱc type, pT1b~SM(0.50mm)。渡边说明了这种病变是由没有表面暴露的基础型表面性SCC(squamous cell carcinoma)和SCC+ECC(large cell type+smmall cell type)的上皮下块状增殖构成的，大细胞型和小细胞型的ECC都发生在以SCC是母地的部位(图1b, c)。海崎(福井县立医院病理诊断科)补充说，NBI放大像的白色块状表现，是肿瘤成分在上皮下形成肿瘤的结果。

〔第2例〕50多岁的女性。胃错构瘤样倒息肉(hamartoomatous inverted polyp)1例(病例提供：癌研有明医院消化器内科山本安则)。没有主诉症状，是以检查为目的的上消化管内镜发现的胃部后壁病变，H.pylori(Helicobacter pylori)IgG抗体呈阴性，影像解读由吉永(国立癌症研究中心中央医院内镜科)和安保(小樽掖济会医院消化器内科)负责。

在胃X线造影检查中，吉永指出，基部有直径约1cm的隆起性病变，顶部有钡斑，因此诊断为胃癌。安保认为，表面不规则的颗粒状黏膜变化是肿瘤浸润成分暴露的结果，并将伴深部浸润的胃癌列为第一考虑诊断。另外，有内分泌细胞肿瘤的可能。赤松(长野县立信州医疗中心内镜中

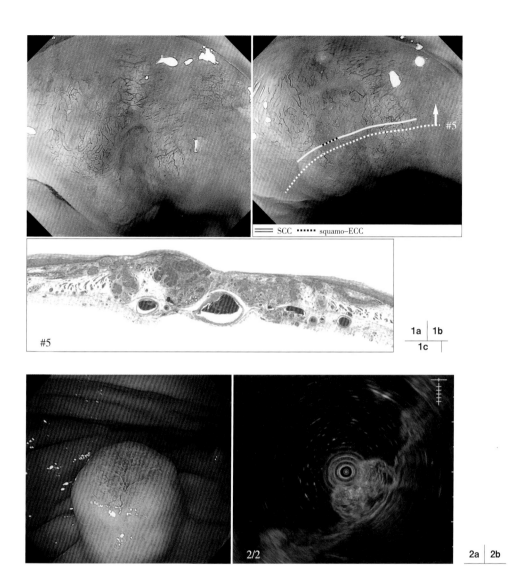

#5

SCC ┅┅ squamo-ECC

1a | 1b
1c

2/2

2a | 2b

心）认为肿瘤基部的X线造影所见为桥接皱襞，须鉴别是否有伴随淋巴间质瘤的胃癌的可能。

在内镜影像中，吉永和安保均认为，白光下可以看到黏膜下肿瘤（submucosal tumor, SMT）的隆起和肿瘤表面黏膜的凹凸不平不整（**图2a**），因为在NBI（narrow band imaging）放大像的顶部发现了异型弱乳头状肿瘤性表面构造。超声内镜（endoscopic ultransonography, EUS）检查，吉永认为第2层存在的内部回声不均匀，存在无回声区域的肿瘤性病变，诊断为内反性增生黏膜下异位性胃腺肿瘤，菅（信州大学医学部内科学第二）认为，从NBI放大的影像来看，肿瘤表面扩张的树枝状血管像是肿瘤成分的上皮内浸润表现，考虑错构瘤样息肉的癌变。

病理解说由河内（癌研有明医院病理部）负责。ESD切除标本的最终病理诊断是直径为15mm的错构瘤样息肉。

作为病理组织学的特征，发现胃底腺黏膜的非肿瘤成分在黏膜下层侧内反性地增加，在中心部发现开口部，在肿瘤深部发现与黏膜肌层相当的平滑筋纤维，并且在肿瘤顶部的凹陷边界附近扩张成囊肿状的腺样组织间质浮肿，说明该部位间质的开大和腺窝上皮的过度增生，结论是没有发现恶性。最后，九嶋（滋贺医科大学临床检查医学讲座（附属医院病理诊断科）表示，确认肿瘤顶部的凹陷边界附近的NBI放大像是否适合作为恶性表现，此外，本病变与过失肿瘤的原著（*Albrecht*, 1904）不完全一致，文献中评论称，被诊断为错构瘤样倒息肉。

〔第3例〕30多岁的男性。*H.pylori*阴性Stage Ⅱ胃MALT淋巴瘤（病例提供：长野县立信州医疗中心内镜中心深井晴成）。

主诉上腹部不适，影像解读由丸山（藤枝市立综合医

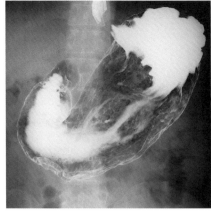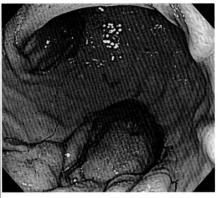

3a | 3b

院消化器内科）负责。在胃X线造影中，由于胃角大弯侧，胃部及胃体上部后壁处有比较伸展的黏膜下肿瘤（submuucosal tumor, SMT）样的隆起多发，黏膜肿大，与恶性淋巴瘤表现相符（图3a）。然后，内镜像中，白光像中多发的SMT样的红色隆起病变，考虑黏膜糜烂部浸润到表层的肿瘤成分较多（图3b）。

在NBI（narrow band imaging）放大图像中，SMT样隆起的表面看不到分界，边缘隐窝上皮（MCE, marginal crypt epithelium）被拉长的观察结果，可以看到窝间部的张开和淤血的样子，这些提示在腺窝上皮的正下方淋巴系肿瘤细胞的增殖。山崎（岐阜县综合医疗中心消化器内科）认为从多发的发红黏膜隆起的表现，要鉴别血管肿瘤的复合肉瘤。超声内镜（endoscopic ultransonography, EUS）像虽然均匀，但有淋巴瘤常显示出的较高的回声。

病理解说由浅野（长野县立信州医疗中心基因检查科）负责。在活检的组织标本中，上皮下附有淋巴上皮损伤和B细胞由来的小体，考虑为大型的淋巴瘤细胞增殖，以免疫染色的方式向FCL4（marginal zone的标志）可见阳性表现，以此，说明了MALT（MALT）是来源于淋巴瘤的DLBCL（diffuse large B-cell lymphoma）。相反的结论，二村（福冈大学医学部病理学讲座）就活检标本所见认为，到DLBCL为止大型细胞的增殖并不明显，大部分是MALT淋巴瘤的病理组织学的表现。　　　　　　　　　　（中岛）

［第4例］70多岁的女性。直肠恶性黑色素瘤1例（病例提供：癌研有明医院下消化道内科，井出大资）

以便血为主诉，到附近医院就诊，实行下消化管内镜检查，直肠下部发现病变，入笔者所在科室诊治。影像解读由川崎（岩手医科大学医学部内科学讲座消化器内科消化管领域）和佐野村（北摄综合医院消化器内科）担任。川崎在结肠X线造影像中看到了直肠下部SMT病变的柔软性，并对淋巴增殖性肿瘤或恶性黑色素瘤进行了鉴别介绍。另

外，佐野村认为肿瘤的发生部位不能否定内分泌系肿瘤，两位都否定了上皮性恶性肿瘤。通常在白光像中，两位都认同病变带有凹面，从伴随硬度的病变到淋巴系肿瘤，不考虑恶性黑色素肿瘤，应该优先考虑内分泌细胞癌（图4b）。在肌肉肿瘤等鉴别疾病，肌源间叶肿瘤也被否定。樫田（近畿大学医学部消化器内科）表示，如果是上皮性肿瘤，可见在浸润部伴随粘液结节的特殊型病变。

病理解说由高松（癌研有明医院病理部）负责。病变在术前的活检组织诊断中被诊断为恶性黑色素瘤。施行了腹腔镜下腹会阴式直肠切除术，肿瘤细胞浸润到固有肌层上层，术中快速诊断发现有一处淋巴节转移。最终病理诊断是恶性黑色素瘤 amelanotic melanoma, pT2（MP），ly1, v3, pN1。八尾（顺天堂大学医学部人体病理病态学讲座）补充说，周围黏膜的melan A染色，分散表达在黑色素的部位，这些部位被认为是发生源。另外，岩下（福冈大学筑紫医院病理部）还补充说，病变远离齿状线的直肠恶性黑色素瘤在日本的发表频率比较高。

［第5例］50多岁的男性。早期大肠癌的1例（病例提供：东京慈惠会医科大学内镜科，宫崎亮佑）。

定期检查发现便潜血阳性，到近医就诊，下消化管内镜检查，发现上结肠发现病变，未明确诊治来笔者所在科室。

影像解读由松下（秋田红十字医院消化器病中心）和冈（广岛大学医院消化器代谢内科）担任。松下在通常的内镜像中，诊断出SSA/P（无柄锯齿状腺瘤/息肉，sessile serrated adenoma/polyp）存在肿瘤性改变的病变（图5a）。作为诊断的依据，在周围隆起部发现病变表面粘附粘液，呈白色色调，腺管开口部扩张为分散性（开Ⅱ型pit），认为病变内部的凹陷部和状性不同。冈的解释是，在凹陷周围的隆起部，可以看到分散的血管短路扩张的VMV。另一方面，在色素染色放大图像中，松下认为凹部以ⅢS型斑为主体，边缘隆起部

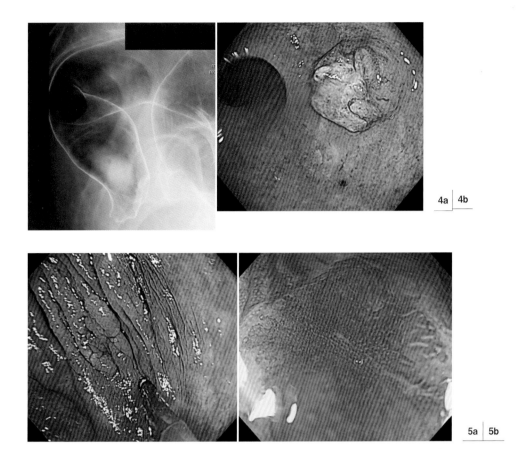

4a 4b

5a 5b

分也可以看到管状斑(**图5b**)。怀疑是局限于黏膜内的细胞发育不良，但其由来不明。冈认为应考虑为陷落界清楚导致SM浸润的病变。山野(札幌医科大学医学部消化器内科学讲座)认为，肿瘤性变化的凹坑并非是全部由SSA/P腺管包围的病变，而是在凹部边缘观察到I型斑，考虑各自独立存在的病变。

病理解说由广冈(东京慈惠会医科大学医院病理部)负责。病变表现为与凹陷部一致，考虑伴随小型腺管密增的高分化型管状腺癌成分的SSA/P。从菅井(岩手医科大学医学部病理诊断学讲座)发言中提到，为了明确与周围锯齿状病变成分的关联，需要MLH1的免疫染色，最后山野发言说，诊断切入方向有问题，应该和内镜所见进行对比。

(斋藤)

第十八届临床消化病研究会

"消化道部分"的主题评论

2017年7月29日(周六),第18届临床消化器官疾病研究会在贝尔萨尔高田马场举行,分为"消化道部"和"肝胆胰部","消化道部"的主题1.炎症性肠疾病"从病例中学习肠道炎症性疾病",主题2.消化道癌(形态学):上消化道"胃癌诊断"的温故知新,主题3.功能性"慢性便秘症指导方针预发布",主题4.消化道癌(形态学):下消化道"大肠隆起性病变的质量诊断的基本和彼得法"的4个环节。

主题1.炎症性肠疾病:"从病例中学习的肠道炎症性疾病"

主持由渡边宪治(兵库医科大学肠管病态解析学)、猿田雅之(东京慈惠会医科大学内科学讲座消化器·肝脏内科)、病理评论员由九嶋亮治(滋贺医科大学医学部临床检查医学讲座)担任。

〔第1例〕70多岁的女性。反复复发的溃疡性结肠炎的1例(病例提供:东京慈惠会医科大学内科学讲座消化器·肝脏内科樱井俊之)。

患者是10年前患有乳腺癌的70岁女性,2年前被诊断为左侧溃疡性结肠炎,曾服用5-ASA(5-amino-salicylic acid)制剂进行过内服治疗,之后再次复发,经内镜检查,从直肠到降肠连续粗糙的黏膜,脓性粘液附着。

病理解说由九嶋担当,在直肠炎症部位的活检中,整体上粘液产生下降,腺管歪斜、扭歪变形,分布不规律,密度也降低,并且可见黏膜全层的慢性炎症细胞浸润,深层

的小脓肿,浆细胞浸润(basal plasmcyosis),为典型的溃疡性大肠炎像。首先,将5-ASA制剂改为pH依赖型释放调整制剂,经过一个月后的治疗进行评估。评论员仲濑(札幌医科大学医学部消化器内科学讲座)表示,将最大限度地给内服5-ASA制剂,并加入5-ASA注肠制剂,对老年人来说不宜使用类固醇药。

病例提供者选择泼尼松龙30mg内服药达到黏膜治愈,半年后再次复发,重新给患者服用30mg泼尼松龙。然而,又在半年内复发了。根据这个过程,病例提供者提出了对类固醇依赖性老年人应该选择什么的问题。评论员穗苅(防卫医科大学医院消化器内科)选择了泼尼松龙和硫唑嘌呤并用。既往乳腺癌诊断是十多年前的就诊史,所以本次治疗不予考虑,而且老年人有应用类固醇制剂有很多急剧增加的危险,所以必须要有硫唑嘌呤。

病例提供者也选择了该治疗方案但没有改善,同时使用了血球成分除去疗法,但又再次复发起了(图1)。仲濑认为,首先确认硫唑嘌呤的最佳化很重要,如果真的无效,则使用抗TNFα(tumor necrosis factorα)抗体。

病例提供治疗中心不能进行6-TG(6-thioguanine)的测定,以白血球数和MCV(mean corpush cular volumine)等为参考,显示正在改善,最终用抗TNFα单抗达到了黏膜治愈。

病例提供者认为本病例的重点是"对老年人的免疫抑制疗法的想法"和"对癌症患者的免疫抑制疗法的想法"。

最后,仲濑指出向65岁以上的老年人使用含类固醇

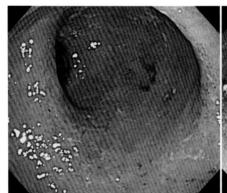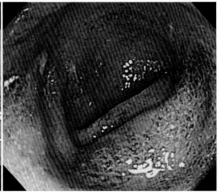

1a | 1b

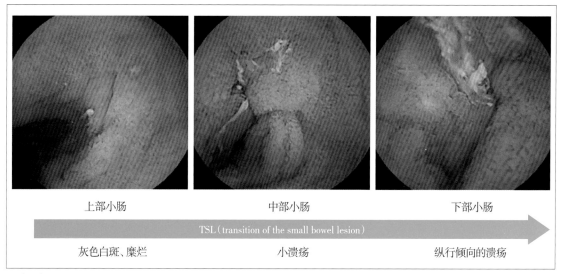

| 上部小肠 | 中部小肠 | 下部小肠 |

TSL（transition of the small bowel lesion）

| 灰色白斑、糜烂 | 小溃疡 | 纵行倾向的溃疡 |

2a 2b 2c

药在内的免疫抑制药剂2种制剂以上时，需要同时使用ST合剂等做出考量，并且在对癌症患者使用抗TNFα抗体时，患癌症早期有复发风险，最好确认无进展5年以上。

〔第2例〕20多岁，女性。Crohn病，抗TNFα抗体制剂关联牛皮癣（病例提供：福冈大学筑紫医院消化器内科矢野丰）。

家族史上有肠管Behcet病，患者主诉腹痛及口腔内伴有灰色白斑。

小肠X线造影检查发现，在骨盆内回肠内以肠管的系膜侧为中心的偏旁性的纵行溃疡影。在胶囊内镜像中，随着胶囊从空肠到回肠的黏膜，可见灰色白斑、糜烂（图2a）到小溃疡（图2b）等病变，可见纵行倾向的溃疡（图2c），在胶囊内镜可见Crohn病的特征性的"TSL"，经肛门插入的双球囊小肠内镜检查，在从回肠纵行溃疡边缘黏膜提取的活检组织内，可见非干酪性上皮细胞肉芽肿和慢性持续性炎症。根据病例提供者的说明，确定为幽门腺化生，也得到了病理解说的九嶋（滋贺医科大学医学部临床检查医学讲座）认可。

对Crohn病开始了抗TNFα抗体制剂的治疗，主诉明显改善，但第二次用药后皮疹就出现了。随着持续服用抗TNFα抗体制剂，皮疹逐渐恶化，出现了上肢、脚底水疱、手掌、脚底落屑性湿疹等。为此到皮肤科就诊，临床上诊断为抗TNFα抗体制剂相关牛皮癣（所谓paradoxical psoriasis）。追加了硫唑嘌呤，并更换了另一种抗TNFα抗体制剂，通过涂抹皮肤科外用剂，皮肤病变减轻，之后通过胶囊内镜检查确认了小肠病变的黏膜得到了治愈。

小肠型Crohn病中，在早期难以确定诊断的情况比较多见的，胶囊内镜观察在本病例中显示有用。本次交流，不仅仅是图像诊断，治疗选择等也被附加到了讨论中，还讨论了临床上存在问题的抗TNFα抗体制剂相关牛皮癣的临床经过。由于没有实施皮肤活检，以及因硫唑嘌呤诱发脱发而中止，变更为环孢素，很遗憾未能断定更改抗TNFα抗体制剂对牛皮癣的治疗的影响。

〔第3例〕30多岁的男性.出现低蛋白血症的慢性腹泻症的一例（病例提供：杏林大学医学部附属医院消化器内科林田真理）。

30多岁的白人男性，从8个月前开始，主诉每天出现5~6次行水性腹泻和10kg体重的减少。

低白蛋白血症和低胆固醇血症，腹部CT检查发现了小肠整体壁肥厚和腹水，在这个阶段疾病诊断的未能明确。仲濑（札幌医科大学医学部消化器内科学讲座）回答说，患者为白人，应考虑乳糜泻的可能。之后，行了上消化管内镜像，提示十二指肠黏膜结节状变化（图3a）和马赛克状黏膜改变（图3b）。

负责病理解说的九嶋（滋贺医科大学医学部临床检查医学讲座）指出，该部位的活检病理可见黏膜平坦化和绒毛明显萎缩，可见每100个上皮细胞就有30个以上的淋巴细胞浸润（上皮细胞间淋巴球）。被问到确定诊断所需的检查时，穗苅（防卫医科大学医院消化器内科）认为可能是过敏导致的乳糜泻，明确诊断需要测定组织谷氨酰胺转氨酶IgA（tissue transgulutaminase-immunglobulin A, TTG-IgA）。

从病例提供者处得知，TTG-IgA, 肌内膜抗体IgA

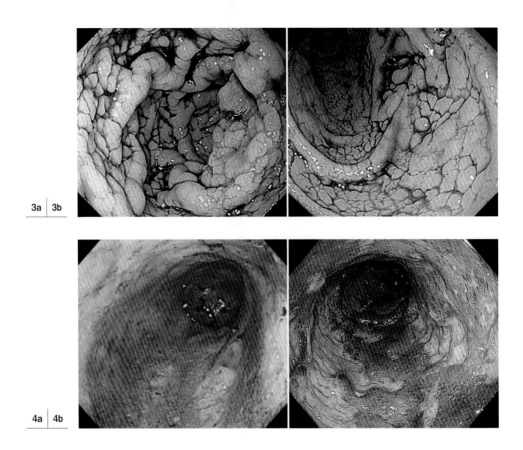

3a | 3b

4a | 4b

（endomysical antibodies-immunglobulinA，EMA-IgA），HLA-DQ（humanleukocyyantigen-DQ）的测定，其结果被诊断为过敏性乳糜泻，并用谷氨酸去除饮食疗法进行治疗。治疗开始6个月后的内镜像是虽然稍微有所改善，但在活检病理所见，上皮细胞间淋巴细胞减少了。此外，在胶囊内镜检查中，除了黏膜的结节状变化和马赛克图案之外，还增加了鳍的贝柱状表现（scal-loping），主诉的一周内腹泻次数和白蛋白值有所改善，半年后各种抗体值也有所下降。

从病例提供者处得知，过敏性乳糜泻是由于对小麦、大麦、黑麦等中所含的谷氨酸过敏而引起的慢性炎症性肠疾病，通过摄取谷氨酸会导致小肠吸收不良，在日本很少见，但在欧美的感染率为0.2%~1%，有时合并恶性肿瘤的种类肠管病型T细胞淋巴瘤和小肠癌。

诊断的重点是白人男性，特征上消化道内镜所见，TTG-IgA阳性，EMA-IgA阳性，HLA-DQ2或DQ8阳性，还有谷氨酸去除饮食有效。最后穗苅强调，在国外，TTG-IgA抗体值多为诊断和治疗的指标，但需要注意各种疾病引起的假阳性，小肠活检的上皮细胞间淋巴细胞数增多是最重要的证据。

〔第4例〕60多岁，男性。Nivolumb相关性肠炎，CMV肠炎（病例提供：岩手医科大学医学部内科学讲座消化器内科消化管领域，梁井俊一）。

这是对肺扁平上皮癌在Nivolumb治疗过程中发生出血性腹泻的病例。

在腹部CT检查中，从直肠到横肠结肠发现肠管壁肥厚。在第一次的下消化道内镜检查中，发现伴随着溃疡的分散性糜烂，须与溃疡性大肠炎进行鉴定，（图4a）中显示除了上皮的歪斜、扭曲外，还发现了基底细胞增多和隐窝脓肿。但是，有一种病理诊断意见认为这与溃疡性大肠炎有点不同，因为正在服用Nivolumb在内，诊断为Nivolumb相关性肠炎，服用泼尼松龙60mg/d但是症状没有改善，在再检的下消化道内镜检查中发现黏膜脱落的影像（图4b）。在活检病理所见，在隐窝上皮上发现多个凋亡小体，CMV（cyto-megalovirus）免疫染色也发现了阳性细胞，虽然之后使用了抗药性药物，但未能得到明确的缓解，因原疾病恶化后死亡，实施了解剖检查。

担任病理解说的九嶋（滋贺医科大学医学部临床检查医学讲座）认为，初期活检标本中与溃疡性大肠炎的组织学的鉴别是不容易的。最近免疫检查点抑制剂相关的肠炎成为热议的话题，故对解剖标本实施了缜密的病理学研究，是非常珍贵的病例。本病例提供了难以鉴别溃疡性大肠炎的内镜表现和不同治疗方案,对参加者来说也是值得学习的病例。

兵库医科大学肠管病态解析学, 渡边宪治
(东京慈惠会医科大学内科学讲座消化器·肝内科, 猿田雅之)